脳の専門医が教える 脳が若返る40代からの食事術

脳神経外科医・認知症サポート医・京浜病院院長 熊谷頼佳

あなたも脳内糖尿病かもしれない!

ダイヤモンド社

はじめに

「脳が糖尿病になる！」

こう聞いて、「え、脳と糖尿病って関係あるの？」と疑問に思われたり、あるいは「糖尿」という言葉にドキッとしたりした人も多いのではないでしょうか。

□食後、眠くなる
□甘いものが好きで、菓子やジュースをついつい口にしてしまう
□メタボだ
□野菜不足だ
□糖質制限を続けている

□便秘がちだ
□血圧が高めだ
□もの忘れが多くなった
□日中でもボーッとすることが多い

こうした症状や習慣が**ひとつでもあれば脳には黄色信号**です。本文でも詳しく説明しますが、最新の医学界でも注目されている**「脳内糖尿病」**にかかっていないか疑ってみてください。そして、このままの生活スタイルを継続していると、**近い将来に認知症となる**リスクが高まると自覚したほうが良いでしょう。

健康診断ですでに「血糖値が高い」と警告された人はもちろん、正常値だと判定された人ほど要注意です。

なぜかというと、**糖尿病ではない人も脳内だけが糖尿病状態**になっている可能性があるからです。

また血糖値が高いと診断されれば、それをきっかけに食事や生活習慣の改善に着手することもできますが、正常と判断されると「私は健康だ」と勘違いして何もせず、無自覚のまま脳の破壊がゆっくりと進行していくからです。
特に、地域や会社の健康診断や人間ドックなどでは検査前に食事を禁じられ空腹状態で測定しているので、血糖値が低いままとなり、その結果、糖尿病が見過ごされているケースも多くあります。

脳内糖尿病は痛くもかゆくもないため放置していて、気が付いたら認知症になっている――、こんな恐ろしい結末が待ち受けているのです。

前置きが長くなりましたが、実は**最新の医学で認知症は脳の糖尿病であるということがわかってきました。**
ときには老後を暗転させ、ときには周囲を不幸にする怖い認知症ですが、逆にいうと原因がわかってきたのならば「認知症は予防できる」――と、脳神経外科医であり、20年以上認知症治療に積極的に携わってきた私はそう確信しています。

■脳の専門医が脳の健康を守る食事や食材を教えます

ですから、この本は食事をちょっと工夫するだけで脳の健康を維持できること、どんな食材を食べたりすれば良いのかを書いた本です。医学書ではないので、難しいことはありません。誰でも簡単にできることだけを書きました。

前半は、腸内環境を整えることを目標に、どのような食材を食べるべきかについて書いています。それに加えて糖尿病、認知症にならないための糖の食べ方も書きました。後半では、糖がどうして脳を破壊するのか、その理由を知ることで脳の健康を守る方法を解説しています。**この本に書いてある食事をすれば、脳だけでなく体全体がみるみる健康になるはずです。**

認知症と糖尿病の関連性が科学的に証明されつつあるなかで、私は脳の専門医として、そして認知症治療の最前線で働く医師として、かなり以前から認知症の発症や症状の悪化に「糖」が関与しているのではないかということに気づき、予防の可能性を肌で感じてきました。

その理由としては、

◆認知症患者さんで糖尿病のある人がとても多いこと（実際、糖尿病の患者さんが認知症になるリスクはそうでない人より2〜3倍くらいといわれています）

◆便が臭い人が多く、食習慣が悪い人が認知症患者さんには多かったこと

◆その一方で糖尿病の治療内容次第で認知機能が悪化したり改善したりすること

こうした現実を数多く目の当たりにしてきたからです。

実際、**もう退院できないと思っていた重度の認知症患者さんが、食事内容や生**

活習慣を改善することで元気に退院していった事例は、私の病院では珍しくありません。

■認知症の「芽」は40代に出ています

ところで、あなたが脳の衰えを実感するのは、どんなときでしょうか。

人の名前がすぐに出てこない、「あれ」「それ」ということが多くなってきた、漢字を忘れてしまった……。このようなことが頻繁にあると、「いずれ認知症になるのではないか」と不安を感じることもあると思います。

その一方で、「認知症は高齢者がなる病気」、「多少のもの忘れはトシのせい。40代、50代のうちから認知症の心配をすることはない」と考えている人も多いのではないでしょうか。

たしかに認知症は、60代になると発症する人が目立ちはじめ、75歳を過ぎたあたりから急激に患者数が増加します。

ところが、認知症は高齢になってから急に発症するわけではないのです。

近年の研究で、認知症は15〜20年という長い潜伏期間を経て発症することがわかってきています。

つまり、60代で認知症を発症した人は、40代のときにはすでに認知症の「芽」が出ていた可能性があるのです。

私は、40〜60代に起こりやすい記憶力、判断力、気力などの衰えは、老化現象によるものばかりではなく、5年後、20年後の認知症を知らせる重要なサインとなっている可能性があると考えています。

私が認知症という病気に向き合うことになったのは、20数年前に実家の病院（京浜病院：東京都大田区）の経営を継承したときからでした。

もともとは慶應義塾大学医学部を卒業後、医師となってからは脳神経外科医として東京大学医学部付属病院などに勤務。勤務医時代には脳梗塞やクモ膜下出血といった脳外科疾患の医師としてメスを振るっていました。

そのときに脳手術後の重い後遺症に悩む患者さんを多く治療してきたので、当院継承後は、近隣の脳外科の術後患者を受け入れる病院に転換。それを機に、重い認知症の患者さんを診る機会も増えました。

私が、脳のスペシャリストである脳神経外科出身で、認知症も診る医師として信頼をいただき、今では入院患者さんのほとんどに認知症が合併している、高齢者の専門病院となりました。

入院が必要な認知症患者さんというと、寝たきりの方ばかりなのだろうという暗いイメージを持っていませんか？

たしかに残念ながら一般的にはそうなりがちです。

ところが、当院には、入院当時は寝たきりの状態だった方が歩けるようになったり、自力で口から食事をとれるようになったり、ご家族や病院スタッフと意思疎通が図れるようになった方も数えきれないくらいいるのです！

他院でサジを投げられた認知症の患者さんが、当院に来て回復した例も数えきれません。

このような劇的な回復を遂げる方がいるのは、当院独自の治療法やリハビリに加え、**これまで日本ではあまり重要視されていなかった「脳の栄養障害」の治療に取り組んできた**ことが考えられます。

私が当院を継承した当時は、認知症の治療法はおろか診断法もまだ定まっていませんでした。手探りで、数多くの認知症患者さんと日々接するなかで、認知症の発症や悪化には、食生活や運動などの「生活習慣」が深く関係していることに気づきました。

とりわけ食べ物から得る栄養が脳の健康に与える影響は大きいと思います。

私は、脳の中で起こる「栄養障害」が認知症の原因のひとつになっているのではないかという考えに至りました。

特に、**神経細胞への「糖」の取り込み不足は、脳に致命的**なダメージを与える可能性があります。糖は、脳の活動を支えている主なエネルギー源です。

その糖が不足すれば脳細胞が死滅してしまい、認知機能が低下し、認知症を引き起こす可能性があるわけです。

細胞への糖の取り込み不足を引き起こす代表的な病気といえば糖尿病※です。

すでに、日本はもとより世界中のさまざまな認知症研究で、アルツハイマーは糖尿病の合併症のひとつという説が有力になっています。

では、糖尿病でなければ認知症になるリスクは低いのかというと、そうともいえません。

長年、多くの認知症患者さんの治療にあたるなかで、私は、脳の栄養障害は、糖尿病でなくても起こり得ると考えています。

つまり、糖尿病ではない、一見健康な人が脳の中だけ糖尿病のような状態になってしまう、いわゆる「脳内糖尿病」があり、認知症の発症に深く関係しているのではないかと見ています。

昨今、流行している糖質制限も私は脳の健康を考えるとおすすめしません。

詳しくは本章で述べますが、脳には有害物質の侵入を防ぐ関所のような「血液脳関門」という独自の防御システムが備わっています。脳に必要な栄養もここを通過して送られるわけです。

この「脳の関所」が壊れてしまうと、脳は栄養不足や栄養過剰を引き起こすのではないか、その結果、脳細胞が破壊され、認知症の原因となっている可能性があると私は思います。

それを証明するには、脳の中の血液の血糖値を測定できれば良いのですが、残念ながら今の技術ではできません。

ただ、以前、脳の手術を受けた人の脳内血管の血糖値を測定させてもらったところ、腕などから計る全身の血糖値よりも脳内のほうが低い値になっていました。脳内血糖値は全身血糖値と同じではないことが確認できたのです。

脳は体の中でも最も複雑な器官なので、まだまだわかっていないことだらけです。認知症についても未解明なことが多くあります。

しかし、認知症の予防のカギは、脳独自のしくみとあらわれている症状、食事や運動などの生活習慣を照らし合わせていった先に隠されていると思います。

この本では、認知症の改善と予防をめざしてきた私の20数年以上にわたる認知症治療の経験から見えてきた、脳の栄養障害が認知症を発症する可能性と、その対策法をわかりやすくまとめています。

脳の健康を維持するためには、**「何をどう食べるか」だけでなく、腸内環境を含めて全身の栄養状態を良好にする**必要があるという考えのもと、おなかの健康についても述べています。

国の調査では、すでに認知症の人は、予備軍も含めると800万人以上もいて、2025年には65歳以上の5人に1人が認知症になると推計されています。

しかし、残念ながら脳に詳しくない医師や、認知症を診断できない医師も多数いるので、適切な治療を受けられない患者さんが続出しています。

認知症がますます身近な病気になりつつあるなかで、予防法があるのなら早いうちから予防に務めることが重要だと思います。

繰り返しますが、認知症は予防できます。

そして本書で取り上げた予防法を実践すれば、認知症のみならず**全身から病気が遠ざかっていく**ことを実感できるでしょう。

それは充実した人生と家族の幸せそのものが手に入ることに他なりません。

2018年2月

熊谷頼佳

※特にことわりのない限り、生活習慣が原因で発症する2型糖尿病を指します

目次

第1章 食事を変えただけで脳はこんなに元気になった

第2章

脳が若々しくなる最強の食べ物・食べ方

第3章
なぜ「糖」が脳を壊していくのか

第4章

「血糖」を知れば脳の老化と病気は防げる

第1章

食事を変えただけで脳はこんなに元気になった

なぜ認知症の人には、便秘の人が多いのか？

腸内の悪玉菌が認知症の原因か

「便のニオイがきついな……」
「なんか便秘の人が多くないか……」

今だから明かせますが、脳外科医だった私が実家の経営している病院へ移り、寝たきりとなった認知症患者さんを本格的に診るようになって、最初の頃に感じた疑問でした。

しかし、私の病院の食事や環境に問題があったのではなく、この症状は認知症患者の多い病院では特別なことではありませんでした。

認知症で寝たきりになった人には便秘の人がとても多く、便のニオイが強いのも、認知症医療の現場ではよく知られていることなのです。

こうした認知症治療の最前線にいたことで、私は以前から認知症と腸内環境の悪化には関連があるのではないかと感じていました。実際、最近になって腸内環境が悪い、すなわち食習慣が悪い、間違った食事をしていると脳まで不健康になるという因果関係がわかってきました。

こうした因果関係がわかったのなら、その原因である腸内環境をよくすれば、脳の健康を守れるということになります。

実は最新の医学で「腸内細菌」が腸内の健康ばかりか、脳の健康でも大きなカギを握っていることがわかってきました。

腸内で悪玉菌が増えると、便秘になり、便臭も強くなるといわれています。高齢になると腸の機能も弱ってくるため、便秘になる人が増えます。とはいえ、便秘薬を飲んでいない認知症患者さんはいないといえるくらい、認知症治療の現場で、認知症患者さんの腸内環境の悪さを実感していました。

便秘と認知症の関係は、まだ明確にはなっていません。

しかし、最近では、認知症患者さんの腸内細菌の変化が研究され、**悪玉菌が産生する毒素がアルツハイマーの発症に関わっている**という報告があります。

「脳」の本なのに、便秘の話をする理由とは

ところで、「なぜ脳の本なのに、いきなり便秘の話なの？」と思われた人もいるでしょう。それは、私は、脳の健康とおなかの健康は密接な関係があり、認知症予防のカギは、腸内細菌が握っているのではないかと考えているからです。

認知症患者さんのなかには、看護師や介護士がケアしようとすると、興奮して怒りだしたり、夕方になると徘徊したり、無気力でぼんやりしてしまう人がいます。

これらは認知症の「周辺症状（ＢＰＳＤ）」と呼ばれているもので、認知

症の人を抱えているご家族の悩みの種にもなっている困った症状です。

ところが、認知症になったからといって、このような困った症状が誰にでも、必ずあらわれるわけではありません。個人差があるのです。

認知症の患者さんに周辺症状があらわれるかどうかは、その人の性格や置かれている環境の影響が大きくあります。

しかし、それだけではなく、実は、認知症に伴って困った症状があらわれる原因の多くに、「便秘」が関係していることは、認知症治療の現場ではよく知られている事実なのです。

腸から脳にも情報が伝わっていた

実際、医学界でも、いま腸内細菌と脳との関係が注目されています。

以前から、脳から腸へと情報が伝わっていることはよく知られていました。

たとえば、大事な試験や面接のときに、おなかが痛くなったり便意をもよおしたりすることがあるのは、脳が感じる緊張やストレスが腸に伝わるからだと考えられています。

ところが、その逆のルート、**腸から脳へと情報が伝わり、影響を及ぼしていることもわかってきたのです。**

たとえば、善玉菌として有名な「乳酸菌」を与えたマウスは、無菌のマウスに比べて「ストレス耐性が強い」という結果が得られました。

そこで、腸と脳を結ぶ神経を切断してから、同じように乳酸菌を与えてみたところ、そのような結果は得られなかったそうです。

つまり、腸から脳へと情報伝達が行われていることで、脳のストレス軽減に腸内の乳酸菌が役立ったと考えられるわけです。

このような**「脳から腸へ」、「腸から脳へ」と脳と腸が互いに影響し合う関係は「腸脳相関」**と呼ばれています。

腸内細菌の遺伝子数は、人間の遺伝子数の100倍

近年、腸内細菌に関する研究が飛躍的に進み、人間の健康にどのような影響を与えているのかが解明されてきました。

人間の腸内に細菌がいることは以前からわかっていたものの、どんな細菌

がいて、どのような影響を及ぼしているのか、詳しいことはよくわかっていなかったのです。

しかし、科学が進歩し、遺伝子を解析することができるようになったことで、以前は100種類・100兆個といわれていた腸内細菌は、いまや「1000種類以上、数百兆個」も私たちの腸内に棲んでいることがわかりました。

しかも、腸内細菌の遺伝子を解析すると、その数は200万〜300万種類も見つかったそうです。

人間の遺伝子数は2万〜3万くらいですから、実にその100倍もの遺伝子が腸内に棲《す》みつき、私たちの健康に影響を及ぼしている可能性があるわけです。これで腸内細菌全体の4分の3が解明されたということですから、腸内細菌の全容がかなりわかってきたといって良いようです。

おなかの健康なくして頭は元気になれない

老化、認知症予防の近道は腸内環境の改善

私は、人間とは紙の袋のようなもので、中身は腸内細菌の塊。**人間の遺伝子の数の100倍も存在している腸内細菌が及ぼす影響は非常に大きなもの**だと思います。

たとえば、現代病といわれているアレルギーや自閉症も腸内細菌が関係しているという説があります。

また、難病といわれている「過敏性腸症候群」という腸の病気も、菌を殺す抗生物質を使い過ぎて腸内環境が乱れたことが引き金になって起きていると指摘する専門家もいます。

さらには、マウスによる動物実験では、肥満も腸内細菌が関与していると

いう報告もあります。

脳の病気は、脳内だけで起きている問題だと考えがちです。

しかし、もしかすると、**認知症の発症にも腸内細菌が深く関係しているのかもしれません。**

それほど、腸内細菌がもたらす影響は計り知れないと考えています。

しかも、前述したように、脳と腸については切り離せない関係にあることがわかってきています。おなかの調子を整えることが、脳の健康にも良い影響を与える可能性は高まっているわけです。

私は、腸内細菌のはたらきを知り、良好な腸内環境を維持することが、脳の老化や認知症を予防の近道になるのではないかと考えています。

腸内細菌がつくり出す栄養で脳は生きている

栄養をつくり出す腸内細菌がいる

「人間は、自分たちが食べたもので生きている」、と思っている人は多いのではないでしょうか。

実は、食べ物の栄養だけでは十分ではなく、私たちは、**腸内細菌がつくり出す栄養に助けられて生きている**ことがわかってきています。

私たちの腸内には、善玉菌、悪玉菌、日和見菌という大きく3種類の腸内細菌が棲んでいることはよく知られています。

腸内を顕微鏡で見ると、これらの菌がグループを成して腸壁に棲みついており、その様子がお花畑＝フローラのように見えることから、「腸内フローラ」と呼ばれています。健康な人の腸内フローラは、善玉菌2割、悪玉菌1

割、日和見菌7割で構成されています。

私たちの健康は、理想的な構成で腸内フローラを保つことと同時に、それによって**腸内細菌が合成する栄養素や代謝される産物が、重要なカギを握っている**ことがわかってきました。

うつ病、認知症の原因は腸内環境にもあった

こころの病にも腸内細菌が関係していた！

たとえば、精神疾患の発症には腸内細菌が関係しています。

近年、患者数が増えている**「うつ病」**や**「統合失調症」**は、以前は「こころの病気」ととらえられていました。

しかし、今は、**「脳の病気」である**ことがわかっています。そして、その原因に、

腸内細菌が関係していることも数多くの研究で明らかになってきています。

腸内細菌をまったく持たない無菌マウスと通常のマウスの脳内物質を比較した研究では、無菌マウスは「ドーパミン」という脳の神経伝達物質が通常のマウスより2倍以上も多かったそうです。

ここでいう「無菌」は、悪玉菌がないというより、「善玉菌がない状態」と考えてください。善玉菌が無菌状態のため、ドーパミンが必要以上に分泌され、過剰になってしまったと考えられるのです。

ドーパミンというのは、意欲や多幸感、運動調節に関連した機能を担う脳の神経伝達物質で、過剰になると脳が興奮状態になります。

たとえば、現在、100人に1人の割合で発症しているといわれている精神疾患の統合失調症は、脳内でドーパミンが過剰に分泌することが発症の一因とされています。

逆に、ドーパミンの分泌量が少な過ぎると、パーキンソン病やアルツハイマーなどの認知症を引き起こす可能性があり、無気力やもの忘れ、集中力の低下があらわれやすくなります。

このドーパミンの産生に腸内細菌が関係しているとしたら、**腸内環境を健康に保つことで、精神疾患や認知症の予防が可能になるかもしれません。**

腸内環境の改善でうつが治る可能性がある

脳内のセロトニン不足は腸内の善玉菌不足が関係

「セロトニン」は、精神の安定や意欲、睡眠に関係する神経伝達物質で、うつ病は、脳内のセロトニン不足が一因だということがわかっています。

実は、セロトニンは、もともとは腸の神経伝達物質なのです。

脳でつくられているのは、全体のわずか1％にすぎません。**人体内のセロトニンの95％は腸内でつくられ、腸内に貯蔵されている**といわれています。

ただし、**腸でつくられたセロトニンがそのまま脳に移行するわけではない**ようです。脳の神経伝達物質は脳内でつくられており、腸のセロトニンは、脳の血液脳関門を通過することができません。

では、腸内細菌は何をするのかというと、肉や魚などのタンパク質を分解して、セロトニンをつくるときに必要なアミノ酸をつくり出します。そのアミノ酸が血液脳関門を通り、脳内でのセロトニンの合成に使われます。つまり、**腸内細菌は、脳内でのセロトニンの合成をサポートしている**のです。

腸内環境が乱れると、セロトニンの合成に必要なアミノ酸をつくり出すことができなくなります。

近年、うつの発症に腸内環境が関係しているといわれ始めているのは、脳内のセロトニン不足に腸内細菌の活動が深く関係しているからなのです。

腸内環境が良くなると頭も良くなる

腸が真っ先に老化し、脳に最も影響を与える

人間の臓器の中で真っ先に老化するのは、腸だといわれています。そして、**腸が老化することによって、最も影響を受けるのは脳**だという説があります。

たとえば、腸内細菌がタンパク質を分解してつくり出すアミノ酸は、セロトニンだけでなく、脳の神経伝達物質全般とともに、脳の神経細胞の原料にもなります。

さらに、腸内細菌が食物繊維やオリゴ糖を消化（分解）したときにつくり出す「短鎖脂肪酸」は、脳を含めた全身の細胞のエネルギー源として利用されています。

腸内細菌は、脳の活動や機能を支える重要な役割を果たしているわけです。

しかし、腸の老化などによって腸内環境が乱れると、こうした活動もストップしてしまいます。脳の活動は鈍り、うまく機能しなくなるおそれがあるわけです。

たしかに、便秘や下痢などおなかの調子が良くないと、気力や集中力が失

せたり、イライラしたりすることがあります。そして、その状態が続くと、体のあちこちに不調があらわれてくることもあります。

腸の老化のサインで最もわかりやすいのは、便秘です。さらに、便やおならのニオイがきつくなるのも腸の老化が原因になっていることがあります。

頭のはたらきや集中力を保ち、認知症などの脳の病気を防ぐには、腸内環境を良好に保つことが、重要なカギになっているといえるわけです。

乳酸菌が腸内でつくり出すビタミンが健康のカギ

乳酸菌は「脳の救世主」

腸内細菌がつくり出しているのは、脳の機能を支える物質だけではありません。**腸の中の「乳酸菌」は、生命を維持するのに欠かせないビタミンB群を中**

心につくり出しています。

乳酸菌には「ビフィズス菌」、「ラクトバチルス菌」などいくつか種類があります。その中で、人間の腸内に棲む乳酸菌は、ほとんどが「ビフィズス菌」です。

ビフィズス菌をはじめとする乳酸菌は、ビタミンB2、ビタミンB5（パントテン酸）、ビタミンB6、ビタミンB7（ビオチン）、ビタミンB9（葉酸）、ビタミンB12、ビタミンKをつくり出すといわれています。

ビタミンB群は、主に炭水化物、脂肪、タンパク質をエネルギーに変換するときや脳の神経伝達物質をつくり出すのに欠かせず、ビタミンKは血液の凝固などに欠かせません。いずれも人間が生きていく上で欠かすことのできないビタミンばかりです。

私の経験では、アルツハイマーに貧血が合併した場合、鉄欠乏性貧血ではなく、葉酸欠乏性貧血やビタミンB12欠乏性貧血が多い印象があります。

また、ビオチン不足による皮膚疾患の合併もよく見られます。

これは、**アルツハイマーの患者さんは、葉酸やビタミンB12、ビオチンをつく**

り出す腸内細菌の活動に問題が起きやすいからではないかと考えています。

腸内細菌は、人間の腸内に棲みつく代わりに、人間が食べる食物繊維やオリゴ糖をエサにしてビタミン類やアミノ酸などをつくり出します。いうなれば、腸内細菌と人間は「共生関係」にあるわけです。

脳の健康もまた腸内細菌が重要なカギを握っている可能性は高いと思います。特に乳酸菌は脳の救世主的な働きを期待できます。

「短鎖脂肪酸」で糖尿病・認知症を予防する

短鎖脂肪酸は、脳のエネルギー源となる

肥満や糖尿病、認知症は、腸内細菌で予防できるかもしれない――。

腸内細菌の可能性は、生活習慣病予防にまで拡大しています。

最近、特に注目されているのが、「短鎖脂肪酸」という物質です。

これは、**「酪酸産生菌」と呼ばれる腸内細菌が、腸内の食物繊維やオリゴ糖をエサとして食べたときに産生される物質。短鎖脂肪酸は、脳を含めた全身の細胞のエネルギー源として利用**されます。

ところが、腸内環境が悪化すると、酪酸産生菌の活動が鈍り、短鎖脂肪酸がつくられにくくなります。それによって引き起こされる可能性があるのが、血糖値の上昇です。

短鎖脂肪酸が減ると、血糖値を下げるインスリンの分泌量も減少することがわかってきました。

糖尿病は、血糖値を下げるインスリンのはたらきが悪くなり、高血糖が続いてしまう病気です。腸内環境の悪化によって、高血糖や糖尿病が引き起こされる可能性があるわけです。

では、認知症の発症に腸内細菌がどう関係しているのでしょうか。

私は、**短鎖脂肪酸がつくられにくいときに血糖値が高いからといって薬剤で下げ過ぎてしまうと、脳は深刻なエネルギー不足に陥ってしまうのではないか**と考えています。

エネルギー源となる短鎖脂肪酸も少ない上に、血液中の糖もエネルギー源として使えない状態が続いてしまうと、**脳の神経細胞はダメージを受け、認知機能障害などを引き起こしてしまう**のではないかと思います。

腸内フローラを整えて食べても太りにくい体質をつくる

腸内細菌の数が少なく、腸内環境が乱れている人は太りやすい

腸内に短鎖脂肪酸を産生する菌を増やすと、食べても太りにくい体質をつくれるかもしれません。

肥満は、「脂肪細胞」が血管を流れる脂肪を取り込み、膨らむことで起こります。短鎖脂肪酸は、脂肪細胞が、脂肪を取り込まないようにはたらきます。

さらに、他の組織では、脂肪細胞に取り込まれていない糖質や脂質がエネルギーとして利用されるのを促すこともわかっています。

これらのはたらきによって余分な脂肪が蓄積されず、肥満を防ぐと考えられているのです。

実際、肥満と高血糖を引き起こす要因となるインスリン抵抗性のある人の腸内細菌を調べた研究があります。それによると、両者には共通点がありました。それは、いずれも短鎖脂肪酸を産生する腸内細菌の数が少なく、腸内フローラが乱れていたそうです。

食物繊維、オリゴ糖でやせ体質と健康な脳を保つ

最近よく知られているように、私たちの腸内では、善玉菌、悪玉菌が自分の居場所を確保するために、常に勢力争いを繰り広げています。

どちらの菌が優勢になるかのカギを握っているのが日和見《ひよりみ》菌です。日和見菌はその名のとおり、状況をうかがいながら勝ちそうなほうに同調します。

成人の腸内細菌は、大きく分けると、「バクテロイデス」という善玉菌を

好む日和見菌グループと、発酵食品や皮膚にいる「ファーミキューテス」というグループの2種類が優勢になっているといわれています。

バクテロイデスは、短鎖脂肪酸を産生します。**バクテロイデスは善玉菌を好む日和見菌**でもあるため、善玉菌が優勢の腸内環境では、短鎖脂肪酸を産生し、人体にプラスのはたらきをします。

ところが、**腸内環境が乱れて悪玉菌が優勢になると、バクテロイデスは悪玉菌に変身して、腸内を腐敗させ、毒素を発生するようになってしまう**のです。

バクテロイデスを善玉菌として活動させるには、エサとなる食物繊維やオリゴ糖を食生活に取り入れ、腸内環境を善玉菌優勢に保つ必要があるわけです。

腸内細菌との共生関係を有益なものにするためには、「何を食べるか」がとても重要になっているということです。

それによって、血糖値の上昇を抑えて糖尿病を防ぎ、やせ体質と健康的な脳を獲得できるかもしれません。

肥満の原因は、「太らせ菌」だった

食べたものをほとんどエネルギーに換える腸内細菌

ここでもうひとつ、肥満の改善にはたらく腸内細菌を紹介しましょう。

水を飲んでも太ってしまうと嘆く人がいます。実は、このような太りやすい体質には、腸内細菌が深く関与していることがわかってきました。

前項で成人の腸内細菌は、大きく「バクテロイデス」と「ファーミキューテス」の2つのグループが優勢になっていると述べました。

肥満の人とやせている人とでは、この2つのグループのバランスが異なり、**肥満の人にはファーミキューテスが多く、バクテロイデスが少ない**という特徴があるそうです。

だからといって**ファーミキューテスは悪玉菌ではありません。**ファーミキューテスのなかには、普通は消化されにくい多糖類まで分解してエネルギーにする能力を持っている菌がいます。食べたものを余すことなくエネルギーにできるわけですから、**飢餓に強い腸内細菌**といえるわけです。

しかし、産生されたエネルギーは運動などの身体活動や勉強などの知的活動で消費しないと、脂肪としてため込まれてしまいます。

現代の飢餓のない環境に暮らし、活動量が低い人にとっては、何を食べてもエネルギーにすることができる消化能力の強いファーミキューテスは「太らせ菌」というわけです。

腸内細菌のバランスを意識した食生活でやせられる

では、腸内フローラで体質が決まってしまい、変えることはできないのかというと、そうではありません。

太らせ菌(ファーミキューテスの菌)を増加させてしまう最大の原因は、「食べ過ぎ」。特に、**糖質、脂質の多いカロリーの高い食事を日常的に過食していると、ファーミキューテス菌を増加させてしまう**といわれています。

腸内細菌のバランスを意識した食生活に改善することで、太りやすい体質も変えられる可能性があるわけです。

「もの忘れ」には銀杏《ぎんなん》がいい理由

イチョウの葉や銀杏は、脳を活性化するブレインフード

私はいま、毎日銀杏を食べるようにしています。目的は、銀杏に含まれる「酪酸《らくさん》」という物質をとるため。動物を使った研究で、**酪酸は、脳の認知機能改善や血液脳関門の回復をはたらきかけることがわかってきた**からです。

イチョウの実が熟すと強烈なニオイを発します。あのニオイの元が酪酸なのです。

ドイツやフランスでは、イチョウ葉から抽出したエキスが脳の血流を改善

するなどの効果を期待して、記憶障害などに対する医薬品として発売されています。日本では、サプリメントとしてアサヒグループ食品や小林製薬などから発売されており、ご存じの方も多いでしょう。**イチョウは、葉も実も脳を活性化する「ブレインフード」である可能性が高い**というわけです。

「酪酸」は腸内でもつくられている

私が注目している**酪酸は、実は、腸内細菌の代謝産物でもある**のです。

酪酸は、前に紹介した「短鎖脂肪酸」の一種で、**「酪酸産生菌」という腸内細菌がつくり出す物質でもある**のです。

イチョウの葉や実に含まれ、腸内でもつくられている酪酸がどのようにして認知機能改善や血液脳関門の修復にはたらくのかはまだわかっていません。

私は、酪酸に炎症を抑えるはたらきが期待できることと認知症予防には関連があるのではないかと考えています。

それは、脳のバリア機能である「血液脳関門」は、髄膜炎などの炎症が起こると破綻してしまうことがあるからです。私は、この脳のバリア機能が壊れることによって起こる認知症があり、それを「脳内糖尿病」と呼んでいます。脳内糖尿病については第3章（125ページ）で詳しく述べますが、脳のバリア機能を健康に保ち、認知症を予防するために腸内環境はとても重要な役割を担っていると考えているのです。

大腸炎やアレルギーの改善にも酪酸が有効か

国内の研究によると、**酪酸は、過剰な免疫反応にブレーキをかけ、大腸の炎症やアレルギーを抑えるはたらきをする細胞を増やした**と報告されています。

私たちの体には、細菌やウイルスなどの異物を排除する免疫システムが備わっています。ところが、何らかの原因で免疫システムが暴走すると、自分の細胞を攻撃し、炎症を起こしたり組織を傷つけたりしてしまいます。

炎症性の腸の病気やアレルギー疾患は、免疫の暴走によるものなのです。

酪酸が免疫の暴走を抑え、炎症の改善にはたらくとしたら、アルツハイマーなどの認知症予防にも役立つ可能性は高いと思います。

腸内の酪酸を増やして「もの忘れ」を改善する食品

酪酸は食物繊維、「強ミヤリサン」、「ビオスリー」で増やす

では、もの忘れの予防や改善をめざして、体の中で酪酸菌を増やすにはどうしたら良いのでしょうか。

私は、銀杏を毎日食べるのと同時に、腸内の酪酸産生菌を活性化する食生活にも取り組んでいます。

ポイントは、食物繊維。**善玉菌のエサとなる食物繊維を毎日、たっぷり食べることで腸内細菌の活動が高まり、酪酸産生菌からたくさんの酪酸が産生されます。**

私が行っているのは、**善玉菌のエサとなる水溶性食物繊維を多く含む海藻類**な

どを毎日、欠かさずに食べることです。さらに、便のかさを増して便通を良くする、**野菜や豆といった不溶性食物繊維もバランス良く食べ、善玉菌優勢の腸内環境を保つ**ようにしています。

そうはいっても、毎日、欠かさずにそのような食生活を続けるのは難しいこともあるでしょう。

酪酸そのものは銀杏の他にも、発酵バター（100g当たり）2900㎎、ナチュラルチーズ（同）1100㎎と、乳製品に多く含まれているので、こうした食品を意識して食べるのもいいと思います。

ただし、酪酸を多く含む食品には独特のニオイがあるものが多く、好き嫌いがあります。また、乳製品のとり過ぎはカロリー過多になるおそれもあります。

そこで、食品でとりづらい場合は、ドラッグストアなどで売っている酪酸菌入りの整腸薬「強ミヤリサン錠」（ミヤリサン製薬）や、乳酸菌・酪酸菌・糖化菌の3種類の善玉菌が入っている「ビオスリーHi錠」（東亜新薬）をおすすめします。

腸内フローラの改善には海藻がおすすめ

Column①

■腸内フローラの構成は一生涯変わらない

腸内フローラは、指の指紋のように、人それぞれ違うことを知っていますか？

赤ちゃんは無菌で生まれ、お母さんの産道を通るときや、生まれた後のスキンシップによって菌を獲得し、腸内フローラが構成されます。

このとき、どんな菌に触れるかで、その人独自の腸内フローラが完成し、その構成は一生涯変わらないといわれています。

つまり、良い菌が含まれているヨーグルトなどを食べても、それが自分の腸内フローラに構成されている菌でなければ、そのまま腸内に棲みつくわけではありません。何日間か野菜中心の食事に変えたりヨーグルトを食べ続けたくらいでは、腸内フローラの構成が変わることはあまりないのです。

ただし、長い期間の食習慣によって、腸内フローラの構成はある程度グループ

Column

分けできるようです。

■日本人の腸内細菌は海藻と相性がバツグン

昔から穀物を主食にし、海藻を食べてきた日本人には、欧米人や中国人などと比べて、炭水化物や海藻の消化吸収に優れた腸内細菌が多く棲んでいることがわかっています。

つまり、日本人は、炭水化物から効率良く栄養素をつくることができ、他の国の人よりも、海藻類の栄養の恩恵を受けられる人が多いということです。

腸内環境を改善するには、自分が持っている良い菌を増やし、悪い菌を減らすために、善玉菌のエサとなる食品を毎日、長期間食べ続けることです。

私のおすすめは、やはり昆布やひじき、わかめ、もずく、海苔といった海藻類。肉や魚のタンパク質は胃や小腸で分解されて吸収されてしまい、大腸まで届くのは、食物繊維やオリゴ糖のような「難消化性」の食品だからです。

海藻類には、善玉菌のエサとなる水溶性食物繊維だけでなく、カルシウムや鉄分、亜鉛などのミネラル、ビタミン類が豊富に含まれています。しかも、低カロリーです。日本人には海藻類を消化できる能力が備わっている人が多いのですから、活用しない手はないと思います。

おなかを強くすれば認知症を遠ざけられる

認知症も細菌感染が原因か

なぜ、認知症を発症するのか、明確な原因はまだわかっていません。ただ、これまでは、認知症については細菌やウイルスによる感染は原因ではないというのが定説でした。

しかし、**私は、認知症の発症に関与する未知の病原菌が存在する可能性はあると考えています。**

最近の研究で、胃潰瘍や胃がんの原因となる「ピロリ菌」（ヘリコバクター・ピロリ）の仲間の菌が発見され、動脈硬化の促進にも関わっていることがわかってきました。**全身の血管の動脈硬化の中に病原菌が見つかったということは、それが脳血管内の動脈硬化の中にいても不思議ではありません。**

認知症のなかには、動脈硬化が引き金となって起こる脳梗塞や脳出血による脳血管障害が原因の「脳血管性認知症」があります。

しかし、脳血管障害を起こした人が全員、認知症になるわけではありません。脳に同じダメージを受けているのに、認知症を発症する人としない人がいるのはなぜなのか、私は以前から疑問に感じていました。

腸内細菌のすべてがまだ解明されていないように、認知症の発症に関わる未知の細菌が発見できていないだけで、存在しているのかもしれません。

認知症を引き起こす菌がいるとしたら、私は、それが脳血管内膜に感染することで機能不全を引き起こすのではないかと考えています。

抗生剤でもの忘れが改善した興味深い理由

細菌の感染症が認知症の原因になり得ることは、別の研究でも示唆されています。

もの忘れなど認知症の症状がある患者さんの脳や脊髄に細菌感染の有無を調べた国内の研究では、新種の「古細菌」と判断できる微生物が発見され、抗菌薬を投与したところ認知症の症状が改善したという報告があります。

さらに、ハンセン病患者の認知症発症率を調べた国内の調査では、結核の治療にも使われる「リファンピシン」という抗生物質を使って治療した患者さんは、認知症になる割合が低いという結果が出ています。

動物実験でも、認知症のマウスに1ヵ月間リファンピシンを投与したところ、記憶力が回復したという報告もありました。

私は、認知症の発症に細菌感染が関与しているとしたら、その侵入口として最も強く疑われるのは口腔だと考えています。**口の中というのは歯周病菌などが感染しやすく、認知症の発症に関わる原因菌も口から体内に侵入する可能性はある**と思います。

おそらく、**通常は、悪い菌に感染しても腸内細菌によって排除され、事なきを得ている**のでしょう。

しかし、ひとたび腸内環境が乱れると、原因菌は排除されずに腸から血管内に入り、やがて脳の血管内にも侵入。脳のバリアを破壊し、認知症を発症させるのではないかと疑っています。

ヨーグルト、ぬか漬けで病気にならない脳と体をつくる

腸のバリアと免疫の機能を高める身近な食品

私たちの体には、「免疫」という防御機能が備わっているため、細菌やウイルスに接触しても、ただちに感染して病気になるわけではありません。たとえ感染しても免疫機能によって治っていきます。

異物から身を守る免疫機能の要ともいわれているのが、「腸管免疫」です。**腸管では食べたものの消化吸収だけでなく、有害なものと無害なものを識別して、体内に侵入しないようバリア機能を果たしているのです。このはたらきを「バイオプロテクト防御」といいます。**

腸管免疫を支えているのが腸内細菌です。腸管免疫は、老化とともに低下してしまうのですが、たとえば、悪玉菌の増殖を防ぐ**「ビフィズス菌」**や**「ア**

シドフィルス菌」といった善玉菌が増えると、免疫力も活性化していきます。
食生活では、**ヨーグルトやぬか漬け**を積極的に食べてください。これらの食品に含まれる乳酸菌を腸に送り込み、**善玉菌優勢の腸内環境をつくることで、腸管免疫を維持し、高めていくことができます。**

免疫力アップが期待できる乳酸菌としては、「1073R-1乳酸菌」(明治ヨーグルトR-1)、「ビフィズス菌BB536」(森永ビヒダスヨーグルトBB536)、「クレモリス菌FC株」(フジッコカスピ海ヨーグルト)、「ラクトバチルス・カゼイ・シロタ株」(ヤクルト)などがあります。

「炎症」も脳の老化の原因の可能性

体内の「炎症」が認知症の発症にも関係

老化の原因は「炎症」だった――。

最近、100歳以上の長寿の人とその家族を対象とした大規模研究で、**老化の要因に体内の炎症が関係している**ことがわかりました。

体内に炎症がない長寿の人は、健康で頭もはっきりしており、長期間自立した生活を送れているそうです。

最近の研究で、**認知症の発症にも炎症が関係している**ことがわかってきました。海外で亡くなった認知症患者の脳組織を調べたところ、脳内に炎症が起きていたそうです。

そして、アルツハイマーのマウスに、特定の免疫細胞の活動を抑える薬を投与した実験では、脳の炎症が収まり、記憶障害の進行が止まったと報告しています。

炎症というのは、非常に身近な体の反応です。大きく分けると、ケガやウイルス、細菌感染などの防衛反応として一時的に起こる「急性炎症」と、持続的に炎症が続く「慢性炎症」とがあります。

特に慢性炎症は、自覚なく体内で起きています。そこで、慢性炎症を引き起こす原因は何なのかを知り、それをなくすための対策を早急に取る必要があると思います。

花粉症の本当の恐怖、脳にも悪影響を及ぼしていた！

花粉症も慢性炎症のひとつ

慢性炎症を起こすポピュラーな病気といえば**「花粉症」**です。

花粉症は、異物から身を守ろうとする自分の免疫が、過剰に反応し過ぎるために起こります。スギなどの花粉に接触すると、炎症を起こしてそれを排除しようとするため、目のかゆみや鼻水などが出るのです。

このような炎症は、**アレルギー性の炎症と呼ばれ、重症になるほど炎症も慢性化していきます。**

その他、最近患者数が増えている病気で、**「過敏性腸症候群」**があります。これは、腸の中に炎症が起こり、頻繁に下痢や便秘を起こす病気です。

中高年から高齢者に多い**「関節リウマチ」**、四十肩や五十肩と呼ばれる**「慢性関節節炎」**、**「ぜんそく」**や**「アトピー性皮膚炎」**も慢性炎症が起こる病気です。

アレルギー性の炎症でわかるように、実は、炎症というのは、体の防御反応のひとつなのです。それによって細菌やウイルス、異物などを排除しようとしているわけです。

しかし、炎症が長期化、慢性化すると、その影響が脳を含めた全身に及ぶ可能性があるのです。

口の中には300〜700種類の細菌が棲みついている

私は、ごく身近な慢性炎症でやっかいだと感じているのは、歯周病などの口の中の雑菌です。

そもそも口の中には雑菌が多く、大人の口には300〜700種類の細菌が棲みつき、歯周病菌も実に800種類はいるそうです。

細菌の数も、歯をよく磨く人で1000億～2000億個、あまり歯を磨かない人だと4000億～6000億個も口の中に棲みついているといわれています。

口の中には、歯周病菌のように血管を傷つける悪玉菌が多く、わずかな出血を引き起こしています。私は、**悪玉菌によって起こる口の中のわずかな出血と認知症の発症には、因果関係がある**と考えています。

そもそも、口の中の粘膜というのは破れやすく、歯ブラシが当たっただけで出血することがあります。その傷口から血流に乗って**菌が脳に達し、脳血管炎を起こして血液脳関門（詳しくは154ページ）を破壊してしまうと、脳内の血糖のコントロールが効かなくなる**おそれがあります。

その結果、「脳内糖尿病」（125ページ）引き起こし、脳の神経細胞にダメージを与え、認知症を発症してしまうのではないか、と考えられるからです。

歯周病菌が脳を壊す

アルツハイマーで歯周病を合併している人は多い

最近、歯周病菌が出す「酪酸」は逆にアルツハイマーの原因になるのではないかとする研究成果が発表されました。

50ページで、腸内の善玉菌が産生する酪酸には、認知機能を改善する可能性があることを紹介しました。しかし、この研究では、口の中の病原性がある歯周病菌が生み出す酪酸は悪玉物質になり得るという結果を示しています。

これを聞くとすべての「酪酸」は悪玉ととらえられがちですが、それは早計です。乳酸菌やビフィズス菌の種類が多数あるように、酪酸を生み出す細菌の種類も膨大です。そのため、歯周病菌が出す酪酸が悪玉物質であっても、腸内の酪酸産生菌が生み出す酪酸も同様に悪玉とはいえないのです。

実際、前に紹介した整腸薬「強ミヤリサン錠」（ミヤリサン製薬）に含まれる酪酸菌（宮入菌）が産生する酪酸は、腸内のエネルギー源として利用されたり、腸を炎症から守ったりする善玉のはたらきが認められ、医療用医薬品としても処方されています。

平たくいえば、同じ酪酸でも、悪玉・善玉がいるということです。

いずれにしても、歯周病菌は、心臓の内膜が炎症を起こす「心内膜炎」の原因になることはすでに証明されており、脳動脈瘤やくも膜下出血の原因にも関係しているといわれています。

さらに、**歯周病菌による炎症物質は、インスリンのはたらきを悪くし、糖代謝を悪化させてしまうおそれがあります。歯周病菌が糖尿病を引き起こすおそれもあるわけです。**

歯周病菌がアルツハイマーの発症に関わっているとしたら、長期間、歯周病を患っている人は、それだけ認知症のリスクも高まっていることになります。放置せずに早めに治療したほうがいいことはいうまでもありません。私の印象でも、アルツハイマーで歯周病を合併している患者さんは多いと感じています。

炎症の原因菌を寄せつけないことが何よりも大切だといえるでしょう。

「たかが肥満」で炎症が止まらなくなる

炎症の元を絶ち、腸を元気にする

慢性炎症のリスク要因として、内臓脂肪型肥満も指摘されています。**内臓脂肪は増え過ぎると、大量の炎症物質が慢性的に分泌される**というのです。

内臓脂肪の炎症物質が血液中に流れ込むと、動脈硬化が急速に進みます。それだけでなく、糖尿病の一因にもなるといわれています。

さらに、内臓脂肪の炎症物質が口腔の歯茎に到達すると、歯周病の発症や進行を促してしまいます。たかが肥満とあなどっていると、体内では**「炎症の悪循環」**が始まり、**知らず知らずのうちに糖尿病や認知症を引き起こしてしまうおそれ**があります。

炎症を鎮める薬剤はあります。しかし、このような体内で慢性的に起きている炎症に長期間使用すると、副作用などの問題が起こる可能性があります。

しかも、慢性炎症の原因が内臓脂肪型肥満や歯周病にあるとしたら、炎症を起こしている根本を解決しなければ、いたちごっこになってしまいます。

やはり、大切なことは、まず炎症の元を解決すること。つまり、内臓脂肪を減らすことです。その上で、体の中で最大の免疫機構を持つ腸を元気にしておくことでしょう。

便秘は腸が発する危険信号

ただし、腸そのものが慢性炎症を起こしてしまうことがあります。腸内フローラは、加齢とともに善玉菌が減り、悪玉菌が増えていきます。

悪玉菌が出す毒素は便秘を引き起こします。そして、**腸に便がいつまでも**

滞留していると腐敗が始まり、有害物質が出て腸内細菌のバランスが乱れ、さらに腸の老化が進行します。すると、**免疫システムが弱まり、腸の慢性炎症が続くという悪循環に陥ってしまう**のです。

便秘は、腸が発する危険信号ととらえ、いち早く対策を取ることが大切です。

「殺す」「整う」「育つ」の3ステップで腸内環境を改善する

悪玉菌優勢の腸内環境では、いくら善玉菌をとってもムダ

では、ここからはもっと具体的な脳を健康にするための腸内環境をつくる食事を紹介しましょう。

最近は、腸内環境が健康に及ぼす影響がテレビの健康番組などでも数多く検証されています。

「プロバイオティクス」といって、乳酸菌やビフィズス菌といった善玉菌が腸まで届くよう工夫されたヨーグルト製品が多く発売され、そうしたものを食べておなかの調子を整えているという人は多いのではないでしょうか。

ところが、いくら生きたまま腸まで届いたとしても、**悪玉菌が優勢になっている状態では、善玉菌は腸内に定着せず、死んでしまいます。毎日、ヨーグルトを食べてもムダ**になってしまうわけです。

私は、当院の認知症患者さんの便秘と便臭を改善した経験から、善玉菌を増やし、腸内環境を改善するには3ステップで取り組む必要があると考えています。

私が考えた3ステップ法というのは、悪玉菌を殺菌消毒すると善玉菌や日和見菌が座る席が空きます。善玉菌が棲みやすいように土壌が整えば、善玉菌優勢の腸内環境になるというものです。一つずつ解説しましょう。

熊谷式腸内環境改善法

①殺す　悪玉菌の殺菌

②整える　善玉菌が棲みやすいように腸内環境を整える
③育てる　ヨーグルトなどで善玉菌を腸に入れる

①殺す➡わさび、生姜、マッシュルームで悪玉菌を殺菌する

まず、わさびや生姜、マッシュルームを食べ、悪玉菌を殺菌します。腸内環境が悪化しているという目安は、便の出が悪かったり、かたちが細く、硬くコロコロとしていたり、ニオイがきつい場合。悪玉菌が優勢の腸内になっているとみて間違いないでしょう。

特に、中高年以降になると、男性でも便秘になる人が増えてきます。これは、いろいろな生理機能が低下し、食べた物が長く腸にたまって腸内の腐敗が進み、悪玉菌に都合の良い環境になるからだと考えられます。

さらに、加齢に伴って腸の動きが鈍くなり、便秘になることも関係しているのでしょう。

私は、**悪玉菌の多くは、わさび、生姜、シャンピニオン（マッシュルーム）で殺菌できる**と考えています。実際、入院中の便秘の高齢患者さんに無臭のシャンピニオンエキス入りの流動食を提供したところ、半年もすると強かった便臭が気にならなくなりました。

マッシュルームから抽出するシャンピニオンエキスには、消臭効果があることで有名です。フランスの人が、にんにくたっぷりのエスカルゴ料理を食べるときに、必ずといっていいほど付け合せにマッシュルームを食べているのは、ニオイ消しの効果があるからでしょう。

国内外の研究でも、シャンピニオンエキスには腸内で悪玉菌が発生する悪臭を中和し、無臭化するはたらきがあると報告されています。

シャンピニオンエキスと同じような成分が、わさびや生姜にもあるようです。昔から刺し身と一緒に薬味としてわさびや生姜を食べてきたのは、腸内での腐敗発酵を防ぐ目的もあるのだと思います。

②整える↓発酵食品で腸内を酸性に整える

悪玉菌の殺菌とともに必要なのは、**納豆や味噌、漬物、キムチなどの発酵食品で、腸内環境を酸性に整える**ことです。

漬物などの発酵食品には**「植物性乳酸菌」**が豊富で、ヨーグルトなどの動物性乳酸菌よりも**胃酸に強い**ものがあります。**納豆菌も胃酸に強く、生きたまま腸まで届く**といわれています。

乳酸菌は「乳酸」という殺菌効果のある物質を出し、腸内を酸性化します。ちょうどいい酸性のレベルになってから善玉菌をとると腸内に定着し、善玉菌優勢の腸内環境になるわけです。

学園ドラマの教室にたとえると、善玉菌は良家のお嬢様、悪玉菌は不良生徒、日和見菌はその他の生徒。そのように置き換えて考えるとわかりやすいかもしれません。

不良が暴れている荒れた教室にはお嬢様は怖くて入れず、席にも着けません。そこで、用心棒（シャンピニオンやわさび）を使って不良をつまみ出し、納豆菌などの優秀な生徒が教室を整え、空いた席に座ってもらいます。これでお嬢様は落ち着いて座れ、他の生徒たち（日和見菌）もお嬢様に感化されて、穏やかな性格に変わる（＝腸内環境が改善される）、というわけです。

③育てる↓中高年、シニア世代はビフィズス菌を増やそう

では、どんな善玉菌をとったら良いのでしょうか。

腸内の善玉菌で代表的なものは、ラクトバチルス菌（乳酸菌）とビフィズス菌です。どちらも同じ乳酸菌だと思っている人が多いようですが、実は別ものなのです。

ラクトバチルス菌が出す殺菌成分は乳酸だけですが、**ビフィズス菌は、乳酸のほかに「酢酸」も出します。**

酢酸は、強い抗菌力で悪玉菌の増殖を抑制するだけでなく、強力な病原菌を殺し、ビタミンB群や葉酸を合成するはたらきや、腸のバリア機能を回復させる材料にもなります。

しかも、**ビフィズス菌は、私たちが生まれた直後から同じ型のものがおなかに棲みついており、腸内の善玉菌の大半を占めています。**40代以降になると、男女問わず便秘になる人が増えるのは、加齢によってビフィズス菌が減り始め、悪玉菌が増えてしまうからです。

このような加齢現象があることを考えると、私は、**ビフィズス菌を増やす**

ことで悪玉菌が優勢にならないような腸内環境にすることを心がけたほうが良いのではないかと考えています。

この3ステップ法のやり方としては、「悪玉菌を殺菌する食品」（わさび、生姜、マッシュルーム）と、「腸内を酸性にする食品」（発酵食品＝納豆、味噌、発酵キムチ、チーズ、くさやなど）、「ビフィズス菌を含む食品」（ヨーグルトなど）をひととおり、少しずつでいいので、毎日、ずっと食べ続けるのです。

特に、食べる順番などは意識しなくてもいいでしょう。とにかく、毎日、続けることが大切なのです。それは、腸内環境を変えることは一朝一夕にはいかないからです。根気強く、長く続けることで体質が変わっていきます。

実は、ヨーグルトに含まれる菌数（ビフィズス菌など）はあまり多くなく、大量に食べる必要があるといわれています。しかし、私は、悪玉菌を殺菌する食品と腸内を酸性にする食品を同時に食べれば善玉菌が棲みやすい環境が整うので、そのように条件を良くしておけば、ヨーグルトも少量ですむのではないかと考えています。

腸内のビフィズス菌を増やす方法

ラクトバチルス菌をたっぷりとった後にビフィズス菌をとる

では、ラクトバチルス菌はとらなくて良いのかというと、そうではありません。

ラクトバチルス菌には、免疫機能を強化する菌や整腸作用のある菌などたくさんの種類があります。しかも、ビフィズス菌のエサになり、そのはたらきをサポートするなど、腸内環境を良好に保つのに有益です。

前に紹介しましたが、私は、「ラクトバチルス・カゼイ・シロタ株」、いわゆる「ヤクルト菌」のような胃酸に強い丈夫なラクトバチルス菌をたっぷりとった上で、ビフィズス菌をとるという順番をおすすめします。

宣伝するわけではありませんが、あの小さな「ヤクルト」を毎日飲むのは、手軽で手っ取り早いと思います。ただし、糖分にはご注意を。気になる方はドラッグストア等で売っている「ヤクルトBL整腸薬」を服用すると良いでしょう。

腸が元気になると人生が変わる

ヨーグルトで善玉菌を増やすには大量に食べる必要がある

ヤクルトのようなラクトバチルス菌（乳酸菌）の後にとるビフィズス菌は、最近は、いろいろな種類があり、どれを食べれば良いのか迷ってしまう人が多いのではないでしょうか。

結論からいうと、**ビフィズス菌の種類はあまり考えなくていい**ようです。

というのも、**ヨーグルトなどでとったビフィズス菌がそのまま腸に定着して発育することはない**からです。

ビフィズス菌やラクトバチルス菌といった善玉菌をとることで、もともと腸内にいる自分の型のビフィズス菌が活性化して勢力を増し、腸内環境が改善されていくようです。

ですから、**ビフィズス菌入りなら何でも良い**わけです。

ただし、ヨーグルトは意外と菌数が少ないので、必要量をとろうとすると大量に食べる必要があります。

あまり量が食べられないという場合は、ドラッグストアなどで手軽に買える整腸剤を活用するといいでしょう。

たとえば、ビフィズス菌とフェーカリス菌、アシドフィルス菌の3種類の乳酸菌が入っている「新ビオフェルミンS錠」（ビオフェルミン製薬）は、街にあるたいていの薬局やドラッグストア等で手軽に買えるので便利です。

当院の認知症患者さんは、便秘が改善されたことで、今まで寝ている時間のほうが長かった方が、ベッドから起き上がる時間が増え、活動的になるなど、良いサイクルに入っていると感じています。

腸内環境が整うと、人生も変わると私は強く感じています。

他人の便で病気を治す！「便移植法」

Column②

■1gの便に約1兆個の腸内細菌が含まれている

他人の糞便を自分の腸内に移植する「便移植」という少々ショッキングな治療法を耳にしたことはありますか？

便移植法は、健康な人の糞便を処理し、チューブなどで大腸内に注入して腸内フローラのバランスを改善しようというもの。

日本でも、「潰瘍性大腸炎」を患っている著名人が受けたといわれ、大きな期待が寄せられている治療法です。

糞便は、すべて「食べかす」だと思っている人は多いのではないでしょうか。

実は、便の80%は水分、残り20%の3分の1が食べかす、3分の1がはがれた腸粘膜、3分の1が生きた腸内細菌です。たった1gの便に、約1兆個もの腸内細菌が含まれているといわれています。

Column

■健康な人の便にいる腸内細菌を病気の人に移植する

潰瘍性大腸炎は、大腸の粘膜に炎症が起き、びらんや潰瘍ができて下痢や腹痛などが起こる病気で、難病に指定されています。原因は、はっきりわかっていません。

しかし、潰瘍性大腸炎では、腸内フローラのバランスが非常に乱れていることが多く、「バクテロイデス」という腸内細菌が増えると症状が改善することがわかっています。

便移植法は、健康な人の便にいる腸内細菌を送り込んで新たな腸内フローラを構成し、炎症を沈め、病気を治療していこうという試みなのです。

便移植法は、国内の複数の大学による臨床試験の段階で、誰でも受けられるわけではありません。治療効果についても確認中ですが、期待できるのかもしれません。

他にも、アメリカでは、異常な肥満や難治性糖尿病に対し、便移植法が試みられ、良好な結果を得られたとの報告もあります。

健康な人の腸内細菌を移植するという方法によって、簡単に治療することができる日が来るかもしれません。

第2章

脳が若々しくなる最強の食べ物・食べ方

「糖質制限食」は、脳をダメにする

長年の食習慣を無視してはいけない

脳の健康を保つにはどうしたらいいのか、第1章では腸内環境改善の重要性について述べました。

脳がいつまでも若々しさを保ち、病気にならないようにするためには、体づくりの基本であり、命の源である食生活を、年齢と生活スタイルに応じて変えていくことに尽きると思います。

何を、どう食べたら良いのか、脳と腸のためになる食べ物や食べ方を紹介しましょう。

まずは「糖」の正しい食べ方を紹介します。何を食べればいいのか結論だけ知りたい方は95ページからお読みいただいても構いません。

私はかなり以前から、ローカーボ（低糖質）食を実践しています。ご飯や麺類などの炭水化物は、必要なタイミングのときに少しだけ食べるようにして、その分、食物繊維やタンパク質、ビタミン類を多くとるようにしているのです。

最近、糖質制限ダイエットが流行っているように、私も、**糖質をとり過ぎる食生活は、脳の健康のためにも良くない**と考えています。

しかし、**極端に糖質を制限した食事で、脳の神経細胞が健全に保てるのか**どうか、その点には少々疑問を感じているのです。

「糖質制限食」は、体のエネルギー源として使うのは糖ではなく、ケトン体という物質を活用していこうという食生活のスタイルです。

糖質を食べずにいて体内で糖が枯渇すると、体脂肪をもとに肝臓でケトン体という物質がつくられます。糖質を食べない「糖質制限食」は、糖の代わりにケトン体をエネルギー源として使うことで、血糖値の上昇による肥満や糖尿病を防ぎ、同時に体脂肪も減らしていくことを目的としているわけです。

飽食の時代を生きている現代人にとって、糖質制限食は、理屈の上では理想的に思えます。

しかし、日本人は、長く穀物を主食とし、炭水化物から糖を得てエネルギー源にしてきました。**「脳のエネルギー源は糖質(ブドウ糖)」**といわれているのは、脳が糖しか栄養として使えないからではなく、**長い食習慣を経て、血液中に糖があれば、いつでもすぐに使える体制を備えている**ためです。

長い時間をかけて培われてきた体質を急に切り替えることが果たしてできるのかどうか。私は、**糖質をいきなり極端に抜くと、エネルギー不足は真っ先に脳で起こる**のだと思います。

その結果、もの忘れが増える、感情コントロールができなくなるなどの脳機能障害が起きたり、糖の取り込み異常で神経細胞が破綻する脳内糖尿病(仮説)の引き金になったりするのではないかと危惧しています。

脳のパフォーマンスを高める糖の食べ方

自分に必要な糖の量を見極める

糖質制限食のもうひとつの問題は、炭水化物を食べない分、肉料理など動物性脂肪の多い食品を食べる量が増えてしまう傾向があることです。

動物性脂肪の多い食事は、動脈硬化を引き起こすおそれがあります。動脈硬化が進展して脳卒中を引き起こし、「脳血管性認知症」を発症する危険性も高まります。

いくら肥満や糖尿病の予防に成功しても、脳の神経細胞がダメージを受けて認知症を発症したり、血管がもろくなって脳梗塞や心筋梗塞などのより深刻な病気を発症したりしてしまっては、元も子もありません。

肥満や糖尿病を改善しながら脳の健康も維持していくには、私は、糖質を一切とらないという極端な方法ではなく、**自分に必要な最小限の糖質量で最大のパフォーマンスを引き出せるような食生活に切り替えることが大切**ではないかと考えています。

糖をとり過ぎずに脳の栄養失調を防ぐには、まず、**知的活動や運動量など、自分の日々の活動量に対して必要な糖質量を見極めることが大切**です。

そして、糖質の総量を、**自分の生活スタイルに合わせて必要なタイミングでとるようにすると**、上手に血糖コントロールしながら、脳のパフォーマンスを高めることができると思います。

炭水化物は一日の活動前に食べる

私の場合は、糖質すなわち炭水化物を朝食でとるようにしています。特に、炭水化物の中でも、ご飯やパン、麺類、いも類に含まれる「デンプン」ほど便利なエネルギー源はないと思っています。

デンプンは、糖類が2つ以上付いた多糖類なので、消化するのに15分〜2時間程度の時間がかかります。それでいて、ブドウ糖に分解されると腸で吸収されて、すぐさまエネルギー源になります。

たとえば、朝食など、これから**一日の活動が始まるというタイミングでデンプンを食べると、脳と全身にエネルギー源を供給することができる**わけです。

逆に、夕食どきの、あとは就寝するだけというタイミングにデンプンをたっぷり食べて2〜3時間以内に眠ってしまうと、消費されずに余った糖は脂肪としてため込まれ、太ってしまいます。

食事は、眠りにつく2〜3時間前にすませておいたほうが良いといわれているのは、そのためなのです。

寝る前に食べる場合は、消化の良いタンパク質を食べる

ですから、私は、炭水化物は朝食・昼食にとって、なるべく夕食では食べないようにしています。その代わり、タンパク質とビタミン類中心のメニューを食べるようにして、一日に食べる糖質量をコントロールしています。

残業や何かの事情で、就寝直前に食事をしなければいけないときは、できるだけ消化の良いタンパク質を含む食品を食べ、炭水化物や油ものは避けた

ほうが良いでしょう。

たとえば、豆腐や納豆、卵、鶏のささみ、豚肉なら脂の少ないヒレ肉、マグロやかつおの刺し身などです。食物繊維は、根菜類には比較的糖質が多いものがあるので、葉物野菜や海藻類でとると良いと思います。

あまり活動しないときには糖をとり過ぎない、ということを心がけていくと脳の健康維持にもつながっていくと思います。

早食いで頭はどんどん悪くなる

炭水化物中心の食事で脳はサボり始める

しっかり食事をしたばかりなのに、小腹がすいたような感じがしてまた食べてしまうということはありませんか。

これは、一種の脳の暴走です。

炭水化物中心の食生活になっていると、血糖コントロールがうまくいかず、満腹なのに小腹がすくという奇妙な現象が起こりやすくなります。

繰り返しますが、私は、体とは別に、脳は独自の糖の取り込み方法を持っていると考えています。**炭水化物中心の食事が続き、常に血液中に糖がある状態が続くと、脳は糖の取り込みをサボり始めてしまう**のではないでしょうか。

脳が糖に慣れ、取り込まれる糖の量が少なくなれば、血糖値が少し下がっただけで、脳はすぐにエネルギー不足になり空腹感を起こします。しっかり食べたはずなのに、すぐにまたおなかがすいてしまうのは、このような状況が考えられるわけです。

異常な空腹感は脳と体からのSOS信号

糖尿病の初期に、食べてもすぐにおなかがすき、食べずに我慢していると、めまいや立ちくらみを起こしてしまうことがあります。

激しい運動など体力を消耗するような活動をしたわけではないのに異常な空腹感

があり、食欲が止まらないときは、脳と体からのSOS信号だととらえて、すぐに糖尿病専門医を受診してほしいと思います。

糖尿病などの異常がない場合は、食事の工夫で過食しない体質に変えることをおすすめします。

過食しないようにするためには、なぜ空腹が起こるのかを理解して、まずは、食事に時間をかけることから始めると良いでしょう。

時間がないと、ついやってしまうのが「早食い」です。「早食いは太りやすい」とよくいわれるのは、満腹になったという信号を脳が出すまでには時間がかかるため、その間に食べ過ぎてしまうからです。

食べ物が消化されて血糖値が上がり、インスリンが分泌されて満腹中枢が刺激されるまでに、少なくとも10分はかかるといわれています。

たとえば、ラーメンを5、6分で食べ終えてしまうと、脳がインスリンを出し、満腹中枢に信号を出すのが間に合わず、「おなかがいっぱいになった」と感じにくいのです。

すると、もの足りなさを感じ、追加でチャーハンも食べてしまうというように過食してしまうのです。

食後眠くなるのは危険なサイン

食後の猛烈な眠気、集中力低下は食後低血糖のおそれ

糖質たっぷりの食事を早食いして引き起こされやすいのが、「血糖値スパイク」です。

血糖値スパイクとは、糖質を一気にたくさん食べると、食後に血糖値が急上昇し、その後、血糖値が急降下してしまう状態。脳梗塞や心筋梗塞を起こすおそれがあり、放置してはいけない現象です。

血糖値スパイクは、健康診断で空腹時血糖値や、普段の血糖値がわかるHbA1c（ヘモグロビンエーワンシー）が正常な人でも起きている可能性があります。人に

よっては血糖値が下がり過ぎて「低血糖」を起こしていることもあるので、注意が必要です。

たとえば、昼食は、ざるそばやうどんのような炭水化物をかき込んですませている、食事の間隔が長く、空腹を我慢したあげくに一気に食べてしまうという人は要注意。

食後、急に耐えられないような眠気に襲われるとか、集中力が落ち、頭がうまくはたらかないということが起きている場合は、血糖値スパイクが起こり、食後高血糖を経て、血糖値が下がり過ぎ、低血糖を起こしている可能性があります。

食後の低血糖は脳が栄養不足に陥っている可能性がある

低血糖というのは、脳に必要な栄養が届かず、エネルギー不足に陥っている状態です。神経細胞が飢餓状態になり、脳の機能低下を引き起こすおそれがあります。

血糖値スパイクが特に問題なのは、血糖値の急上昇後の低血糖だと思います。それは、**本人はたくさん食べて高血糖を経験しているので、まさか脳内が低血糖になっているとは気づかない**からです。

また、認知症研究のなかには、「血糖変動の大きさは認知機能低下と関連する」という報告もあります。つまり、血糖値スパイクも認知症発症の引き金になる可能性があるということです。

どうしても時間がなく、牛丼やラーメンなどの単品ですませなければならないときは、副菜にサラダをつけるとか、食事前に難消化性デキストリンのサプリメントなどを飲むとか、糖の吸収をゆるやかにする工夫をして血糖値スパイクを防ぐことをおすすめします。

■血糖値スパイク　チェック

□ご飯や麺、パンなど炭水化物が好きでよく食べる
□朝食は抜くことが多い
□早食いで丼物やラーメンなど単品が多い
□ラーメンとチャーハンなど炭水化物の重ね食べが多い

□間食が多く、菓子など甘いものをよく食べる
□運動不足である
□食後、集中力が落ちてしまう
□食後、猛烈な眠気におそわれる
チェックが多かった人ほど血糖値スパイクが起きている可能性があります
（診断ではありません）。

噛めば噛むほど、脳の暴走は食い止められる

よく噛むと脳が活性化するのは本当

私は、少なくとも、**食事全体で10分以上はかける必要がある**と考えています。

そうなると、必然的に口の中で噛む回数も増えてくるはずです。

国内の研究では、**よく噛むことによって、脳の中で記憶を司る海馬《かいば》の神経細胞が活性化する**と報告しています。最近は、硬いものを食べなくなり、あごがほっそりした人が増えています。

もの忘れや認知症で悩みたくないのなら、硬いものも積極に食べ、よく噛みながら時間をかけて食事をするようにしましょう。

和食で脳を元気にする

発酵食品、かつおや昆布のダシのうま味が脳にいい

脳の健康のために、特に中高年の方々におすすめなのが「和食」です。

２０１３年に日本の伝統食の「和食」がユネスコの世界無形文化遺産に登録されました。盛り付けなどの見た目の美しさとともに、新鮮な食材の使用、

動物性脂肪を多用しない栄養バランスに優れた献立と、和食本来の健康価値が認められたのです。

日本では、残念ながら若い人を中心に和食離れが進んでいます。食事が洋風化するにつれて、生活習慣病も増えているように感じます。

和食の良さは、「一汁三菜」（主食・汁物・主菜・副菜2品）を基本とする献立や使用する食材、調味料にあると思います。

主菜と副菜で3品以上の献立とするために、肉や魚、野菜、豆、海藻、きのこ、いも類など、いろいろな食材が使われます。

調味料も味噌やしょうゆといった発酵食品が使われ、かつおダシや昆布ダシのうま味、みりんや酒の甘味で塩や砂糖を控えるといった工夫も日本食ならではと思います。

1975年型和食のすすめ

最近の国内の研究では、**1975年頃に食べられていた和食の献立に、肥満や糖尿病、脂肪肝、認知症の予防が期待でき、健康維持に有効**だと報告しています。

1975年型の和食は、一汁三菜の献立による多様な食材の使用、油をあまり使わずに、煮る・蒸すといった調理法、大豆や魚、野菜中心の食材、ダシや発酵調味料による味付けが主流です。主菜と副菜の区別がつかない単品ものが多い現代食に比べて、肥満度の目安として用いられる「BMI（Body Mass Index）」やコレステロールの低下が確認できたそうです。

ダシのうま味で脳を活性化する

脳を刺激する「うま味」

和食といえば、「ダシ」。ダシに使う昆布には「グルタミン酸」、かつお節には「イノシン酸」という「うま味」成分が含まれています。

この**うま味が、脳に良い刺激を与える**といわれているのです。

私たちは、味を感じているのは舌だけだと思っています。ところが、うま味は舌だけでなく、胃や腸でも感じているのです。そのため、ダシのきいたみそ汁などを飲むと、**うま味を感じた胃や腸から脳に信号が送られ、消化が促されるといった連携が行われている**ことがわかってきました。

実際、食事にダシをきかせ、**うま味によって脳を刺激し続けたところ、認知症のひとの脳が活性化した**という実験例があります。

私の経験でも、**味覚の鋭い人は認知症になりにくく、味オンチの人はなりやすい、**と感じています。

認知症が始まると、うま味を感じにくくなります。うま味よりも極端に甘いもの、塩辛いものを欲しがるようになったら危険サインです。ダシのきいた京風お吸い物がおいしいと感じられなくなっても同じです。

普段から、甘さ、塩辛さの濃い味を避け、ダシのきいたうま味で食事を楽しむ習慣をつけたいものです。

みそ汁には、脳を元気にする成分がぎっしり詰まっている

健脳パワーがすごいダシのきいた「みそ汁」

みそ汁は、和食の代名詞ともいえるほど、日本人の食事に欠かせないものです。

私は、みそ汁には、脳を元気にする要素がぎっしり詰まっていると考えています。

味噌が良質な植物性タンパク質といわれている「大豆」からつくられていることを知っている人は多いでしょう。この**大豆に含まれる「レシチン」が、脳のはたらきに良い影響を与える**といわれています。

レシチンは、記憶や学習を支える脳の「神経細胞」や、脳内に入ってくるさまざまな情報の伝達役を担っている「神経伝達物質」の原料になります。

レシチンが含まれているために**大豆は頭が良くなる食品**とも呼ばれているのです。

ただし、大豆そのものは消化吸収がよくありません。**味噌のように発酵させたものだと大豆の栄養も吸収しやすく、発酵による乳酸菌もとれる**と思います。

昆布やかつお節、煮干しなどでダシをとれば、**うま味による脳の活性化も期待できる**わけです。

認知症予防には、昆布ダシがおすすめ

昆布のうま味は、脳に必要な成分

特に、認知症予防を意識するなら、ダシは、「昆布ダシ」をおすすめします。

昆布のうま味成分のグルタミン酸は、記憶や学習を支える脳の神経細胞や、脳に入ってきたさまざまな情報を伝達する神経伝達物質を構成するアミノ酸の一種。過不足なく**脳に必要な成分のひとつ**なのです。

ただし、昆布には「ヨウ素」というミネラルが含まれ、とり過ぎると甲状腺の機能にトラブルが起こる「過剰症」を引き起こします。

日本人の成人のヨウ素摂取量の耐容上限量は、1日当たり3㎎（2016年現在）です。昆布（乾燥真昆布）には、100g当たり200㎎（1g当たり2㎎）、「ほんだしこんぶだし」（味の素）すまし汁1杯分（1g）には、0・13㎎のヨウ素が含まれています。

とり過ぎないようにするためには、ダシとして使う場合は、昆布だけでなく、かつお節との合わせダシにしたり、昆布ダシは1～2日おきに食べるようにするなどの工夫をしましょう。

ちなみに、昆布だけ、かつお節だけのダシよりも、両方の合わせダシのほうが、より強いうま味を感じられるそうです。

毎日「海藻」を食べて脳と腸をスムーズに動かす

水溶性食物繊維は腸内の善玉菌のエサとなる

日頃の食生活で海藻を食べる機会があまりない人には、みそ汁の具をわかめやあおさ、もずくなどの海藻にすることをおすすめします。

その大きな理由は、海藻は水溶性食物繊維だからです。

食物繊維には水溶性と不溶性があります。どちらも腸の健康のために必要な食物繊維で、腸内の善玉菌のエサとなるのは水溶性食物繊維です。

第1章40ページで紹介した、肥満や糖尿病、認知症予防にもつながる可能性がある「短鎖脂肪酸」や「酪酸」を出す腸内細菌の活動も、腸内にエサがあれば、活発になるはずです。

海藻類は血糖値の上昇をゆるやかにする

しかも、血糖値に関しては、水溶性食物繊維そのものにも良い効果が期待できます。

それは、**水溶性食物繊維というのは「難消化性」で、人間の消化酵素では分解(消化)することができず、腸内に長く留まる**からです。わかめやあおさのみそ汁を飲んでおくと、ご飯などの炭水化物の**糖の吸収がゆるやかになり、食後血糖値の急上昇が抑えられる**わけです。

前に紹介した「難消化性デキストリン」のサプリメントというのは、水溶性と不溶性の食物繊維を粉末状にしたものです。

海藻を食べる機会が少ない場合は、こうした市販のサプリメントを利用して血糖値をコントロールしていくと良いと思います。

ネバネバ食品で、肥満・糖尿病・認知症を防ぐ

とろろ芋、なめこ、オクラ、納豆の「ムチン」をとろう

「ネバネバした食品が健康に良い」という話を聞いたことのある人は多いのではないでしょうか。

とろろ芋やなめこ、オクラ、納豆には独特のネバネバがあります。この粘り気の正体は「ムチン」です。

ムチンは、糖類が三種類以上付いた「多糖類」と「タンパク質」がくっついた「糖タンパク質」という物質。食べ物だけでなく、口の中や目の表面、腸の粘膜を保護する粘液にも含まれています。

このムチンに含まれる多糖類は腸内細菌のエサになるため、善玉菌優勢の腸内環境を保つのに役立つわけです。

しかも、ムチンはそのままでは消化吸収されません。腸内細菌によって分解（消化）されてからゆっくり体内に吸収されるため、食後血糖値が急上昇しにくいのです。

日本人は海藻の恩恵を受けられる腸内フローラを持っている

同様に、昆布やわかめなどの海藻のネバネバ、ヌルヌルも食後血糖値が急上昇しにくい食品です。

海藻のぬめりの元は「フコイダン」や「アルギン酸」という成分。フコイダンやアルギン酸は海藻にしかない特有の多糖類であり、水溶性食物繊維の一種です。ムチンと同じように腸内細菌のエサとなります。

国内の研究によると、多くの日本人の腸内フローラは、世界の民族のなかで最も海藻による恩恵を受けられる組成になっているそうです。

ネバネバ食品を毎日の食事に取り入れることで、食後血糖値の急上昇を防ぐだけでなく、腸内細菌の恩恵により、肥満や高血糖、ひいては認知症の予防につながる可能性があるわけです。

太りにくい体質をつくるには、食べる順番が大切

炭水化物は最後に食べる

食後血糖値の急上昇を防ぐには、食べる順番も大切です。順番は、会席料理を真似すると良いでしょう。

会席料理では一汁三菜を基本として、最初に海藻やきのこ、豆、野菜などを使った料理を先付（前菜）として食べ、次に、刺し身や焼き魚、肉といったタンパク質を食べ、最後にご飯（米）を食べます。

すぐに血糖値が上昇する炭水化物を後回しにし、消化吸収に時間がかかる食物繊維や多糖類の食品を先に食べることで、血糖値の急上昇を抑えることが期待できるのです。

日常の自宅の家庭料理や外食でも、**「食物繊維」**↓**「タンパク質」**↓**「炭水化**

物」という順番を意識してみてください。

どうしてもカレーライスやラーメンといった炭水化物中心の単品メニューですませなくてはならないときがあると思います。その場合は、食事前に、市販されている難消化性デキストリンのサプリメントやこんにゃくゼリーのようなものを食べておくと、急激な血糖値上昇の予防が期待できます。

納豆のネバネバは腸の老化予防にも効果絶大

納豆は、便秘対策にもおすすめ

ネバネバ食品に期待できるのは、もうひとつ「便秘」に対する効果です。

便秘の解消に役立つ食物繊維というと、レタスなどの葉物野菜をイメージする人は少なくないと思います。

水溶性・不溶性両方の食物繊維が含まれる主な食品

	水溶性食物繊維	不溶性食物繊維
オクラ（ゆで）	1.6g	3.6g
エシャロット	9.1g	2.3g
ごぼう（ゆで）	2.7g	3.4g
枝豆（ゆで）	0.5g	4.1g
納豆（糸引納豆）	2.3g	4.4g

資料：文部科学省食品成分データベース　（注）可食部100g当たり

実は、**納豆はレタス以上に食物繊維が豊富**なのです。

しかも、便秘の解消には、水溶性食物繊維と不溶性食物繊維を両方、バランスよく食べるとよいといわれています。

納豆だけでなくオクラやエシャロット、ごぼうにも、水溶性・不溶性両方の食物繊維が含まれています。

年齢を重ねると、それまで軟便がちだった男性にも便秘が増えてきます。

万病を引き起こす「腸の老化」を予防するためにも、ネバネバ食品を便秘改善に役立てましょう。

「オリゴ糖」は、脳にも腸にも役立つ甘味の救世主

善玉菌のエサになり、血糖値を上げにくい「オリゴ糖」

もうひとつ便秘の改善におすすめできるものを紹介しましょう。それは、「オリゴ糖」です。

第1章44ページで、オリゴ糖は腸内細菌の善玉菌・ビフィズス菌のエサになると述べました。**オリゴ糖によって善玉菌が増えると悪玉菌の増殖が抑えられます。善玉菌優勢の腸内環境が、便秘の解消に役立つ**わけです。

一般にオリゴ糖は、甘味があるのに、砂糖のようにエネルギーになりにくいため、血糖値が上がりにくい糖だといわれています。

ただし、オリゴ糖にはいくつか種類があります。

主なものは、母乳や牛乳に多く含まれる「ガラクトオリゴ糖」、ショ糖に

果糖が結びついた「フラクトオリゴ糖」、大豆や大豆製品に多く含まれる「大豆オリゴ糖」、しょうゆ、味噌、はちみつなどに含まれる「イソマルオリゴ糖」、乳糖と砂糖を原料にしてつくる「乳果オリゴ糖（ラクトスクロース）」、甜菜から得られるオリゴ糖の「ラフィノース」などです。

これらのうちで血糖値を上げにくいのは、「フラクトオリゴ糖」、「乳果オリゴ糖（ラクトスクロース）」、「ラフィノース」といった「難消化性」のオリゴ糖です。

白砂糖糖の代わりにオリゴ糖を使おう

調味料として砂糖の代わりに使うなら、オリゴ糖製品が便利でしょう。

たとえば、ラクトスクロースが主成分の「オリゴのおかげ」（塩水港精糖）やラフィノースが主成分の「北海道てんさいオリゴ」（加藤美蜂園本舗）などがあります。しかし、はちみつも十分な甘さがあり、フラクトオリゴ糖も含まれています。はちみつにはブドウ糖や果糖も含まれているので、食べ過ぎると血糖値の上昇や肥満の要因となってしまいます。

また、オリゴ糖製品のなかにもショ糖（砂糖）やブドウ糖が添加されているものがあるので、表示をよく確かめてから使いましょう。

中高年になったら肉や油脂もしっかり食べるべき理由

脳はタンパク質でできている

脳は基本的にタンパク質でできています。

厳密にいうと、脳の神経細胞や神経伝達物質などは、タンパク質が腸で消化（分解）されてできるアミノ酸からできているのです。

そのため、ラーメンやうどんといった炭水化物だけで食事をすませたり、やせたいからと野菜だけの食事を続けたりしていると、**脳をつくるタンパク質が不足し、頭のはたらきやこころの健康に悪影響**を及ぼします。

最近の国内の調査によると、栄養状態や肝臓・腎臓の状態を把握するアルブミン値、HDL（善玉）コレステロール値が低い人は、これらの数値が高い人よりも認知機能の低下リスクが約1・8〜2倍も高いことがわかりました。

また、貧血（赤血球が少ない）の人は、そうでない人の約2・6倍も認知機能が低下しやすいと指摘されています。

では、ひとつずつ脳への影響を見てみましょう。

腸内環境を整えてタンパク質を脳に届ける

アルブミンというのは血液中のタンパク質の一種で、この数値で栄養状態や肝臓、腎臓の状態がわかります。

肉や魚といった動物性タンパク質をあまり食べないでいると、アルブミン値が減少してしまいます。食が細ってくるお年寄りには、このアルブミン値が低い人が多いのです。

タンパク質が不足すると、記憶や思考に関係する脳の神経細胞や神経伝達物質をつくる材料が足りなくなるわけですから、こうした機能に障害が出てくるのです。

また、タンパク質不足は、精神疾患発症の引き金になることもあります。たとえば、うつ病は、セロトニンという脳の神経伝達物質の不足が原因で起こることがわかっています。

セロトニンは、牛乳やチーズなどの乳製品や納豆、しょうゆ、味噌といった発酵食品、かつおやマグロなどに多く含まれている「トリプトファン」という必須アミノ酸（タンパク質）からつくられます。

必須アミノ酸は、体内では合成されず、食べ物でとるしかない栄養素です。タンパク質はしっかりとる必要があるのですが、そこで忘れてはいけないのが血液脳関門の存在です。

繰り返し述べているように、**脳には血液脳関門というバリア機能があり、ここを通り抜けられる物質は限られています。**

タンパク質は、腸内細菌によって腸でアミノ酸に分解されてからでないと血液脳関門を通れず、脳まで到達しません。アミノ酸をつくり出すためには、腸内環境が

善玉菌優勢になっている必要もあるわけです。

しかも、アミノ酸が脳内に入っても、ナイアシンやビタミンB6などのビタミンB群が不足していると、神経伝達物質の合成や神経細胞のはたらきはうまくいきません。

頭のはたらきに重要なコレステロール

では、コレステロールはどうでしょうか。

コレステロールは脂質の一部で、細胞を包む細胞膜の材料などになります。実は、**全身で最もコレステロールが豊富な臓器は脳なのです。脳内でコレステロールが不足すると、脳の機能が低下したりストレスなどを感じやすくなったりします。**

コレステロールは多くなり過ぎると動脈硬化を引き起こし、心筋梗塞などの生活習慣病の発症リスク

DHA・EPA が多い主な食品（可食部 100g 当たり）

	DHA	EPA
クロマグロ　トロの刺し身	3200mg	2300mg
アユ　焼き魚	2300mg	1800mg
サンマの開き（干し）	1500mg	1800mg
イワシ（生干し）	1500mg	1400mg

出典：文部科学省「日本食品標準成分表 2015 年版（七訂）脂肪酸成分表編 題 2 章 第 1 表」

が高まることから、とにかくコレステロール値は低いほうがいいと思っている人もいると思います。

ところが、実際は、生きていく上で必要不可欠なものなのです。

そのため、一般の健康診断では、HDL（善玉）コレステロール値とLDL（悪玉）コレステロール値の両方を測り、**コレステロール値が高めでもHDLのほうが高く、LDLのほうが低めなら問題ない**としています。これが、**逆になると、認知症だけでなく、心筋梗塞や狭心症になるリスクが上がります。**

鉄不足で脳は酸欠状態になってしまう

鉄（赤血球）は、細胞に酸素を運搬し、エネルギーをつくり出すのに欠かせない栄養素です。そのため、鉄が不足すると、脳が酸欠状態になり、集中力の低下やもの忘れなどの症状が起こることがあるのです。

このように、脳の健康はさまざまな栄養素の連携によって保たれているわけです。特に、中高年を過ぎての粗食は、脳の老化を加速させてしまいます。

肉・魚、野菜、質の良い油脂をバランス良く食べるようにしましょう。

青魚の脂はやっぱり認知症予防が期待できる

血液脳関門を通過できるオメガ3脂肪酸

昔から認知症の治療現場では、青魚などに豊富に含まれるＤＨＡ・ＥＰＡ（オメガ３系脂肪酸）が認知機能の改善に有効だといわれてきました。

実際に、入院中の高齢の認知症患者さんにＤＨＡを添加した食事を与えたところ、認知機能が改善したという報告もあります。

特にＤＨＡは、脳内で神経細胞同士の情報伝達をスムーズにする上に、神経細胞にダメージを与える活性酸素を消したり、炎症物質の産生を抑えたりと、脳の神経細胞の発達や機能維持に欠かせない栄養素なのです。

ところが、加齢とともに脳内のＤＨＡは減りやすくなります。ＤＨＡ・ＥＰＡは青魚などに豊富に含まれているものの、調理の手間などから普段の食生活でも不足しがちな栄養素といえます。

では、どうやって補うのかというと、できれば食品からとることをおすすめします。DHA・EPAは、血液脳関門（詳しくは154ページ）を通過できるので、日常の食事に取り入れれば、スムーズに補うことができるはずです。

「サバ味噌煮缶」1個に1日分のDHA・EPAが含有

DHA・EPAが豊富に含まれているのは、マグロ、イワシ、サンマ、サバといった青魚。たとえば、サバの味噌煮缶詰には、100g当たりDHA1500mg、EPA1100mgが含まれています。

厚生労働省が推奨するDHA・EPAの摂取基準は、1日当たり1000mg以上ですから、サバ味噌煮缶（約200g）を毎日1缶完食すると、必要量は十分にとれることになるのです。

そうはいっても、毎日サバ味噌煮缶は食べられないという人もいるでしょう。「毎日でも飽きない」という人でも、サバ煮缶は、味噌煮、水煮ともに塩分も多いので、常食はあまりおすすめできません。

そこで、便利なのがサプリメントだと思います。ただし、ＤＨＡ・ＥＰＡに関しては、どんなサプリメントでもいいとはいえません。サプリメントは加工食品なので、製造方法によっては効果が期待できないばかりか、健康に悪影響を及ぼしそうなものもあります。

特に、ＤＨＡ・ＥＰＡは油脂なので非常に酸化しやすい性質があります。そのため、市販されているサプリメントの一部には、発がん性が指摘されているものもあるのです。

そのため、ＤＨＡ・ＥＰＡをサプリメントでとるなら、製造段階から酸化防止対策が取られているものを選ぶようにしましょう。

国内製品ならＤＨＡ・ＥＰＡドリンクの「イマーク」やＤＨＡサプリメントの「海の元気」（いずれもニッスイ）はおすすめできると思います。

アメリカ国内で品質のよさに定評があるダグラス・ラボラトリーズ社のＤＨＡ・ＥＰＡサプリメントもおすすめです。

脳に必要なビタミン・ミネラル

現代人はビタミン・ミネラルが不足しがち

意外と見落とされているのですが、脳の健康を維持するために、ビタミン・ミネラルは非常に重要な役割を果たしています。

しかし、現代人の食生活は、糖質はたっぷりとれていても、ビタミン・ミネラルは不足しがちです。かくいう私も量を多く食べられなくなってきたので、ビタミン・ミネラルはサプリメントで補うようにしています。私自身はダグラス・ラボラトリーズ社のＵＰＸを愛用しています。

いくら糖やタンパク質をとっても、ビタミン・ミネラルが不足していると脳は本来のはたらきができず、さまざまな問題を生じてしまうのです。

ここでは、脳にとって特に大事なビタミン・ミネラルを紹介しましょう。

ビタミンBが不足すると、注意力・集中力が続かなくなる

ビタミンB1が不足すると脳のエネルギー不足が起こり、注意力や集中力が続かなくなります。ビタミンB1は、豚肉や胚芽米、ごまなどに豊富に含まれています。

ビタミンB3（ナイアシン）やB6、葉酸は、神経伝達物質の合成に必要なビタミン。不足するとセロトニンやドーパミン、ギャバといった神経伝達物質が減少し、不眠や気分の落ち込み、集中力の低下があらわれます。ナイアシンは、レバーや玄米、マグロなどに多く、ビタミンB6は、サバやカニ、バナナ、葉酸はほうれん草や大豆、牛や豚のレバーなどに多く含まれています。

ビタミンB群は、認知症との関係でも特に注目されています。

海外の研究では、アルツハイマーの患者さんにビタミンB群を投与したところ、脳の特定部分で起こっていた萎縮のスピードを遅らせることができたと報告されています。

足りないとイライラを引き起こすミネラル（カルシウム、亜鉛）

ミネラルの中でカルシウムが不足すると神経過敏になってイライラし、亜鉛が不足すると脳の発達や機能維持が障害され、脳が興奮しやすくなります。カルシウムは、乳製品や海藻類などに多く、亜鉛は、牡蠣やナッツ類に多く含まれています。

認知症治療に伝われているビタミン剤

ビタミンB群が認知機能に及ぼす影響については、他にも世界各地でさまざまな報告があります。すでに、認知症患者にビタミンB群や総合ビタミン剤を投与している医療機関も少なくありません。

本来は、ビタミン・ミネラルも、サプリメントで補うのではなく、毎日3度の食事できちんととったほうが良いと思います。市販のサプリメントは内容をよく吟味しないと、栄養素よりも添加物のほうが多いものも少なくないからです。

自分の食事内容をチェック！

① 肉類	点	⑥ 緑黄色野菜	点
② 魚介類	点	⑦ 海藻類	点
③ 卵	点	⑧ いも類	点
④ 大豆製品	点	⑨ 果物	点
⑤ 乳製品	点	⑩ 油を使った料理	点
あなたの点数は何点ですか？			点

資料：東京都健康長寿医療センター研究所

最近1週間のうち「ほぼ毎日食べる」場合は1点、
そうでない場合は0点で合計点を出してください。

**合計点が10点に近づくような食事内容を
心がけましょう。**

ビタミン・ミネラル不足で脳に起こる問題

栄養素	不足によって起こる問題	豊富な食品
ビタミンA	無気力、集中力の低下	緑黄色野菜 レバー、うなぎ
ビタミンB1	注意力、集中力、意欲の低下	落花生、胚芽米 たらこ
ビタミンB3	記憶力低下	レバー、玄米 マグロ、ホタテ
ビタミンB6	脳内のセロトニン産生低下	ニンニク、マグロ インゲン、バナナ
ビタミンB12	感覚が鈍くなり、思考力低下	しじみ、海苔 あさり
葉酸	記憶障害	緑黄色野菜 落花生
ビタミンC	脳の神経伝達物質の産生低下	アセロラ、いちご キウイ、パセリ
鉄	集中力・学習能力の低下	大豆、レバー しじみ
マグネシウム	イライラ、不安	海藻、魚介類
カルシウム	イライラ、不安、神経過敏	アジ、イワシ 海苔、牛乳
カリウム	脳へのブドウ糖輸送低下	アボカド、バナナ ホウレンソウ
亜鉛	統合失調症、うつ、不安など	ナッツ類 煮干し、牡蠣
マンガン	統合失調症	玉露、しょうが くるみ、しそ

第3章

なぜ「糖」が脳を壊していくのか

認知症の脳では「糖不足」が起きていた

食事をしたのにおなかがすき続ける認知症患者のナゾ

「食事はまだか!」
「早くごはんをちょうだい!」
「食べてない、食べてないってば!」

私が認知症の患者さんたちを診察する中で印象深いのは、アルツハイマーの患者さんには、ちゃんと食事をした直後なのに冒頭のような空腹を訴える人がとても多いことでした。どれだけ食べても「おなかがすいた」といい続けるのです。

なぜでしょうか?

ここまで、脳の健康にはおなかの健康が大事なこと、とりわけ腸内環境を良い状態にすることを目的とした食事の大切さや具体的な食材等を説明してきました。それは、とにもかくにも理屈よりも脳の健康を守る食生活を実行していただきたいからです。

ここからは、なぜそのような食生活が大事なのか、そうした食生活に変えられなかったときに、どのような悲劇が待ち受けているのかを解説します。

結論からいえば、不摂生な食生活を続けてきた人が糖尿病になるように、間違った食事を続けていると「脳が糖尿病状態」になり、認知症へと進行するのです。冒頭のような不可解な空腹を訴えるのも「脳内糖尿病」が進行していたからだったのです。

話を戻します。私も以前はアルツハイマーによる記憶障害で、食事をしたことを忘れてしまうために、食後なのに「食べたい」と言い張るのだと考えていました。

ところが、そうした訴えをするアルツハイマーの患者さんの血糖値を測定してみると、不可思議な現象が見られたのです。

それは、**空腹時血糖値が正常よりもやや高く、食後2時間後の血糖値が空腹時より下がっていた**ことです。

いわゆる**「食前高血糖」と呼ばれる状態**だったのです。

正常とは逆の状態で、空腹が血糖値を上昇させ、食事により2時間後は空腹時以下まで低下していたのです。何か、空腹時血糖値を上昇させるメカニズムがあるはずです。

血糖値が高い＝食べた糖が血管内に留まり続ける

血糖値というのは、血液中の糖の量です。

糖とは、正確には「ブドウ糖」のことで、炭水化物などの「糖質」に含まれています。

たとえば、ご飯やパン、うどんといった炭水化物を食べると、腸で糖と食物繊維に分解（消化）され、ブドウ糖だけが腸から吸収されて血管内に入ります。

すると、血液中の糖の濃度が増し、血糖値が上昇します。それを合図に、今度はすい臓から血糖値を下げる「インスリン」というホルモンが分泌されます。

このインスリンのはたらきによって糖は血管の外に追い出され、脳をはじめとする全身の臓器の細胞に送られ、エネルギー源として利用されるのです。

糖尿病※になると、血糖値を下げるインスリンのはたらきが十分ではなくなるため、食べた糖がいつまでも血管内に留まり続けます。そのため、血糖値は高い状態が続きます。

※特にことわりのない限り、生活習慣が原因で発症する2型糖尿病を指します

健康な人の血糖値は、空腹時は「低く」、食後は「やや高く」なる

健康な人の場合、空腹時の血糖値は正常値で、食事によって血糖値が上がってもインスリンのはたらきによって、食後2時間もすると食前の空腹時の値くらいに戻っていきます。

この一連の流れを「糖代謝」と呼び、通常は、食後の血糖値が空腹時より

も下がることはありません。

食後に低血糖が起こるとしたら、ひとつは、糖尿病の薬で治療中のときが考えられます。

たとえば、就寝直前に血糖値を下げる糖尿病の治療薬を飲み、それが睡眠中の空腹になるタイミングで効いてしまい、血糖値が下がり過ぎてしまうということがあります。

もうひとつは、糖尿病ではなく血糖値が正常な人でも、甘い菓子や甘い飲料を一気に大量に食べたり飲んだりすると血糖値が急上昇し、それを下げるためにインスリンが大量に分泌されて、反動的に血糖値が下がり過ぎてしまうことがあります。

ところが、食前高血糖が見られた冒頭のアルツハイマーの患者さんは、糖尿病の治療中でもなく、甘いものを一気に食べ過ぎたわけでもありませんでした。**糖代謝に何らかの異常が起き、空腹時の血糖値が上がり過ぎてしまったの**でしょう。

なぜ、このような現象が起きるのかを考える前に、「糖」の役割を整理しておきましょう。

「糖不足」で壊れていく脳

脳の健康は「糖」に左右される

私は、**脳の健康は「糖」に左右される**と考えています。

それは、記憶や学習といった高度な認知機能を担う脳の神経細胞は、通常、糖を最大のエネルギー源としているからです。

脳の神経細胞の数は、脳全体で千数百億個。神経細胞は、思考や学習といった高度で複雑なはたらきを担っており、消費するエネルギー量は、体全体の20数%にも及びます。

脳は実に大食漢で、生きていくために膨大なエネルギー源となる栄養素を必要としているわけです。

後で詳しく述べますが、脳のエネルギー源となる栄養素は、糖以外にもあります。

そのなかで、**脳が糖を優先的にエネルギー源としているのは、糖は微量でも強力なエネルギーを発揮し、体内に入るとすぐにエネルギー源になる瞬発力も備えている栄養素だから**です。

脳が糖を主なエネルギー源としている以上、**糖不足の状態が続けば脳神経細胞が死滅し、認知機能は低下**してしまいます。

糖不足によって脳が壊され、認知症を引き起こしてしまう可能性は十分に考えられるのです。

私は、脳にとって糖とは、自動車のガソリンのようなものだと考えています。足りなくなるとガス欠になって止まってしまい（＝低血糖）、許容量以上に補給し過ぎると、あふれて事故を起こしてしまう（＝糖尿病）のだと思います。

糖は、脳のエネルギー許容量と消費量を見極めながら、過不足なくコントロールしなければならない栄養素で、そのバランスが崩れると脳が破壊されていくのだと考えています。

認知症になりやすい人は、血糖値が高い

糖尿病の人はアルツハイマーを発症するリスクが高い

糖尿病の人はアルツハイマーになりやすい――。

近年、国内外のさまざまな研究で、**糖尿病がアルツハイマーの発症リスクを高める**ことが確認されています。

日本国内の大規模な患者調査でも、血糖値が高い糖尿病の人は、そうでない人に比べてアルツハイマーを発症するリスクが約2倍になると報告されて

います。

さらに、糖尿病と診断されるほど高血糖ではないものの、血糖値が正常より高い状態にある「糖尿病予備軍」も、アルツハイマーのリスクが高まると指摘。糖尿病かどうかを見極める数値のひとつであるHbA1c（ヘモグロビンエーワンシー：過去1〜2ヵ月の血糖値の状態）が7％以上の高血糖は、認知症リスクが急激に上がるというデータもあります。

アルツハイマーは、脳の神経細胞が死んでいく病気です。

なぜ、神経細胞が死んでいくのか、その原因のひとつとして、最近、**アルツハイマーの発症には、血糖値を下げるホルモンですい臓から分泌されている「インスリン」が深く関係**していることがわかってきました。

アルツハイマーとインスリンの関係について述べる前に、糖尿病という病気について詳しく見ておきましょう。

糖尿病発症のカギを握る「インスリン」

糖尿病は、血糖値が上がる病気

糖尿病は、ひと言でいうと、血糖値が高くなってしまう病気です。

なぜ、血糖値が上がってしまうのかというと、原因のひとつに、血糖値を下げる「インスリン」のはたらきが悪くなることがあります。

私たちが運動したり仕事をしたり、活動することができるのは、食べた糖が筋肉や内臓の細胞に取り込まれ、エネルギーとして利用されるからです。

インスリンは、食べた糖を細胞に送り込むことで、血糖値を下げているのです。

ところが、肥満になると、筋肉などの細胞は、糖を取り込ませようとするインスリンのはたらきに抵抗します。これが「インスリン抵抗性」と呼ばれる状態です。

インスリン抵抗性が起こると、食べた糖は、細胞のエネルギー源として利用されないわけですから、血液中に留まってしまいます。つまり、血糖値が上がってしまうわけです。

すると、脳は、高血糖の状態を改善しようとして、すい臓に命令を出し、さらに大量のインスリンを分泌させます。

やがてすい臓に負担がかかり、インスリンを分泌する能力が衰えてしまいます。行き場を失った糖は血液中にあふれ、血糖値の上昇が続き、糖尿病を発症してしまうわけです。

このように、**肥満から血糖値を下げるインスリンのはたらきが悪くなる「インスリン抵抗性」が起こり、インスリンを分泌する能力が衰え、糖尿病を発症してしまうというわけです。**

日本人に多い、「やせているのに糖尿病」

インスリンのはたらきが正常でも糖尿病になる

一方、インスリンのはたらきが正常で、血糖値を上げる要因となるインスリン抵抗性が起きていなくても糖尿病を発症することがあります。

特に**日本人の場合、インスリン抵抗性が大きくなる前にすい臓が疲れ、インスリンの分泌量が減ってしまい、糖尿病を発症する**ことが多いといわれています。

そのようなタイプの糖尿病の場合、外見はやせていることが多いのです。

詳しくは、第4章で解説します。

いずれにしても、**糖尿病の人は、「インスリンのはたらきが十分ではない」か「インスリンが十分に分泌されない」状態**にあるわけです。

糖尿病は、体がやせ細っていく病気

糖尿病を発症するきっかけの多くが肥満であることから、「糖尿病の人は太っている」という印象を持っている人は多いのではないでしょうか。

しかし、実際は、糖尿病が悪化するほどやせていきます。

糖尿病を治療しなければ、インスリンの作用が十分ではないわけですから、いくら食べても糖が細胞のエネルギー源として利用されず、尿に流れ出てしまいます。

そうなると次に何が起こるのかというと、筋肉や脂肪を分解してエネルギー源を得ようとします。

インスリンのはたらきが悪ければ悪いほど、筋肉や脂肪がどんどん分解されて利用されるため、体はやせ細っていくわけです。

糖尿病になると脳もやせていく

糖不足に陥った脳に起こる異変

では、糖尿病や高血糖（糖尿病予備軍）の人の脳では、何が起こっているのでしょうか。

私は、**体と同じように、脳もやせていく可能性がある**と思います。

おさらいすると、アルツハイマーは脳の神経細胞が死んでいく病気です。神経細胞が死滅すると体積が小さくなるので、脳が萎縮します。

最近の研究で、**糖尿病や高血糖の人の脳では、血糖値を下げるインスリンのはたらきが悪くなる「インスリン抵抗性」が起きている可能性がある**ことがわかってきています。

脳の神経細胞の主なエネルギー源は糖です。しかし、インスリン抵抗性によって神経細胞内への糖の取り込み不足が続けば、神経細胞は飢餓状態に陥ってしまいます。

糖不足になった脳は、生き延びるために、脳の中にある「ケトン体」という物質をエネルギー源として利用するはずです。しかし、脳のケトン体は数分しか持たない量しか存在していないといわれています。

私は、糖が取り込めず、ケトン体も枯渇してしまったら、**最終的に脳は、神経細胞自体を構成している「アミノ酸」をエネルギー源として利用してしまうのではないか**と想像しています。

脳が神経細胞を破壊してエネルギー源を得るようになってしまったら、認知機能はどんどん低下していきます。

私は、こうしたプロセスをたどって、糖尿病や高血糖からアルツハイマーのような認知症が引き起こされるのではないかと考えています。

「脳のゴミ」が糖尿病でたまっていく

インスリンがはたらかないと認知症のリスクが高まる可能性

もうひとつ、アルツハイマーの発症原因として解明されているのが、「アミロイドβ（ベータ）」という悪玉物質です。

このアミロイドβが分解されずにたくさん蓄積してしまうと、脳の神経細胞が死滅し、アルツハイマーを引き起こすとみられています。

アミロイドβとは、脳の神経細胞の老廃物です。**アミロイドβは、脳の活動によって生じる「脳のゴミ」**とも呼ばれる変性したタンパク質で、実は**日常的に発生している**ものなのです。

通常、アミロイドβは、血糖値を下げるインスリンが分泌されると、その処理のために分泌される「インスリン分解酵素」という物質によって洗い流されるので、蓄積することはありません。

インスリン分解酵素が問題なくはたらいてくれれば、アルツハイマーになる心配がひとつ減る可能性があるわけです。

ところが、インスリン分解酵素には、細胞への糖の取り込みを終えて不要になったインスリンを分解して無害化する役割もあり、脳の掃除よりもそちらを優先します。

そのため、たとえば、血糖値を上げる要因となる「インスリン抵抗性」によって脳血管内に糖があふれ、**高血糖になっていると、インスリン分解酵素は、血糖値を下げるために大量に分泌されたインスリンを分解するのに追われ、脳内のゴミの清掃にまで手が回らなくなってしまうと**考えられます。結果として、脳内にアミロイドβが蓄積してしまいます。

糖尿病とアルツハイマーをはじめとする認知症との関係は、完全に解明されたわけではありません。

しかし、糖尿病や高血糖になると、脳内でもインスリンがうまくはたらかなくなり、アルツハイマーなどの認知症を引き起こしてしまうのではないかと考えられます。

脳内だけ糖尿病になる可能性がある

アルツハイマーの原因は糖尿病だと言い切れない不可思議な現象

多くの研究成果によって、糖尿病やその予備軍の人はアルツハイマーになりやすいことがわかってきたものの、**「糖尿病が原因でアルツハイマーになる」とまでは、はっきり解明されていません。**

私もそのように断言することはできないと思っています。

それは、認知症治療の現場でも、アルツハイマーが糖尿病によって起こるとは言い切れない不可思議な現象が見られるからです。

その一例は、この章の冒頭で紹介した、食事をしたばかりなのに、すぐにまた何かを食べたがってしまうアルツハイマーの患者さんです。

糖尿病の治療中など特に思い当たる原因がないのに、食後2時間後の血糖値が空腹時より下がってしまうという、食前高血糖の症状が見られたケースです。

もう一例は、認知症の前段階といわれる「軽度認知障害」（ＭＣＩ）の患者さん6人に、血糖値を下げるインスリンがうまくはたらかず、血糖値を上げる要因となる「インスリン抵抗性」があるのかどうかを検査させてもらったときの結果でした。

この6人は、空腹時血糖値や普段の血糖値がわかるHbA1c（ヘモグロビンエーワンシー：過去1～2ヵ月の血糖値の状態）などは正常で糖尿病ではなく、認知症でもありません。ただ、最近、「もの忘れが気になってきた」という方々です。

私は、通常の血糖値などを計る血液検査で「糖尿病ではない」と判定されていても、**脳内だけ糖尿病になっている「脳内糖尿病」という病態があり、アルツハイマーの発症に関係しているのではないか**と考えています。

もの忘れが始まって気づく「脳内糖尿病」（仮説）

脳内だけ糖尿病になってしまう可能性がある

脳内だけ糖尿病になっているかどうかは、脳内の血糖値を測定できれば確かめられます。しかし、残念ながら、今の技術では不可能です。

そこで、砂糖水（ブドウ糖）を飲んだ後の血糖値の変動を時間ごとに追いかけ、インスリンのはたらき具合を確認することができる「ブドウ糖負荷試験」受けてもらい、高血糖を引き起こす「インスリン抵抗性」があるのかどうかを確かめさせてもらいました。

検査の結果、**軽度認知障害のある患者さん6人中2人に高血糖を引き起こす「インスリン抵抗性がある」**ということでした。

さらに**1人は、「インスリン抵抗性はない」けれども、食後高血糖が持続して**いたのです。血液中に糖が留まってしまっており、**いわゆる「糖尿病予備群」**でした。

ところが、**3人とも、食後高血糖や高血糖を引き起こすインスリン抵抗性があるにもかかわらず、普段の血糖値がわかるHbA1c（ヘモグロビンエーワンシー）の数値は正常値**だったのです。ですから、糖尿病の診断基準には合致しません。

血糖値を上げる要因となるインスリン抵抗性があるということは、インスリンのはたらきが悪いということですから、通常は、食前・食後血糖値やHbA1c の数値は高くなるはずです。

「インスリン抵抗性がある＝血糖値が高くなる」ではない現象が示すものは何なのか。その原因として私が考えついたのが、先に述べた「脳内糖尿病」です。

全身は高血糖（糖尿病）ではないのに、高血糖の要因となるインスリン抵抗性が

あり、気になる程度のもの忘れがある。これは、脳内が糖尿病のような状態になり始めており、神経細胞への糖の取り込みに問題が起きているのではないかと考えたのです。

もちろん、糖尿病のごく初期である可能性も考え、後日、インスリン抵抗性があった2人のうち1人にゆるやかなインスリン抵抗性が改善するクスリを投与しました。

するとインスリン抵抗性が改善し、認知機能障害の程度を測るテスト（改訂長谷川式簡易知能評価スケール）の点数も上がりました。

脳の健康に重要なインスリンの効き具合

もの忘れの原因は、神経細胞の糖不足か

インスリン抵抗性改善薬の投与によって、わずかでももの忘れが改善したという結果に、私は、**脳内でインスリンの効きが良くなり、神経細胞への糖の取り込みが改善した**ために、わずかとはいえ認知機能が改善したのではないかと考えています。もちろん、脳内の血糖値が測定できない以上、あくまでも想像です。

また、この検査結果をもって断定することもできません。

しかし、**インスリンの効き具合は脳にとって重要**だということが確認できたのではないかと思っています。

実は、近年の研究でも、インスリンは細胞への糖の取り込みだけでなく、

学習や記憶に重要な役割を果たしていることがわかってきています。

インスリンは、記憶などの認知機能を維持するのにも重要なはたらきをしている可能性があり、脳の健康維持に重要なカギを握っているといえるのです。

私は、細胞にエネルギー源を送り込む**インスリンの機能を健全に保つということが、脳の健康を守る新たなキーワード**になっていると思います。

健康診断では見つからない「脳内糖尿病」（仮説）の恐怖

血糖値に「問題なし」でも脳は不健康の可能性がある

糖尿病や高血糖ではないのに、脳内だけが糖尿病のような状態になるのが「脳内糖尿病」です。

しかし、この脳内糖尿病が自分に起きているのかどうかは、医療技術が進歩して、外から脳内の血糖値が測定できるようにならない限り、確かめようがありません。

以前、脳外科の手術を受けた方の協力を得て、手術中に出た脳からの血液を利用して脳内の血糖値を測らせてもらったことがあります。同時に測定した末梢血糖値よりも10mg／dl低い値になっていました。

「全身血糖値＝脳内血糖値」ではなかったのです。

確かめる手段があるとしたら、このように脳外科の手術を受けたときに、脳内の血糖値を測定してもらうということくらいでしょう。

私は、解明されていない未知の部分が多い脳の健康を守っていくためには、10年先、20年先に知らず知らずのうちに「病気になる可能性」を見据えながら、予防に取り組んでいく必要があると思っています。

そう考えると、残念なことに、今地域や会社で行われている**健康診断で血糖値に「問題なし」と判定されても、脳の健康については安心できない**と思います。

私は、軽いもの忘れが始まっている原因を探り、予防法を突き止めるために、アルツハイマーの引き金のひとつといわれている「インスリン抵抗性」の有無を確認し、それによって空腹時高血糖が起きているのかどうかを確認しました。

これが確実な方法というわけではありません。

しかし、少なくとも一般の健康診断で行われている空腹時の血糖値の測定では、インスリン抵抗性があるかどうかまではわかりません。

もっといえば、食事前の空腹時の血糖値は正常なのに、食後に血糖値が上がってしまうタイプの糖尿病の場合は、一般の健康診断では見つけることができません。「隠れ糖尿病」である可能性もあるわけです。

「インスリン抵抗性」は、認知症の始まりの可能性

頭のはたらきが鈍ってきたら糖尿病を疑う

最近は、空腹時の血糖値に加えて、普段の血糖値がわかるHbA1c（ヘモグロビンエーワンシー：過去1〜2ヵ月の血糖値の状態）を測り、糖尿病発見の精度を上げている健康診断も増えています。

糖尿病かどうかを見極めるには、HbA1cの数値が正常なら血糖コントロールがうまくできているととらえていいようです。

ただし、私は、**HbA1cが正常値だからといって、脳内糖尿病の可能性までも否定できるわけではない**と思っています。

前に紹介した、糖負荷試験を受けてもらった患者さんのように、普段の血糖値がわかるHbA1cは正常なのに、細胞への糖の取り込み不足によって高

血糖を引き起こす「インスリン抵抗性」が確認できるケースもあるからです。

あくまでも仮説ですが、「インスリン抵抗性があるということは、アルツハイマーの始まりかもしれない」という意識を、まず頭に叩き込んでください。

そして、もの忘れが気になるなど、「頭のはたらきが鈍ってきた」という実感が少しでもあるようなら、一度、糖負荷試験を受けて「インスリン抵抗性」があるかどうかを確かめてほしいと思います。

脳が壊れていく原因は間違った食生活にある

脳には、脳を守る独自のしくみがある

脳には、自らを守る「独自のしくみ」が備わっています。

それは、有害な異物に対して、脳内に入り込ませないように監視して排除する「血液脳関門」という関所のようなしくみです。

さらに、脳血管には、血圧が上昇したときや下降したときに、脳内への血流量は一定に保とうとする「血流量自動調節機能」も備わっています。

これらのしくみが壊れてしまうと脳内に有害物質が入り込み、高血圧が続くと血管が傷んで脳血管障害などを引き起こす可能性が高まるわけです。

脳の栄養不足を引き起こすのは「血液脳関門」か

まだ解明されていませんが、私は、**糖についても脳内の血糖値を自動調節する機能が脳に備わっているのではないか**と考えています。

実は、脳が糖を取り込むしくみは、全身の筋肉などとはまったく別です。筋肉などの細胞は、インスリンがないと糖を取り込むことができないといわれています。その点、脳の神経細胞は、基本的には、脳血管の血液中に糖が流れてさえいれば、取り込むことができます。

糖については無条件で血液脳関門を通過することができるわけです。

しかし、食べたり飲んだりすることによって血糖値が上昇したときや下降したときの影響がダイレクトに伝わってしまうと、脳はダメージを受けてしまいます。それを防ぐために**脳内の高血糖・低血糖をコントロールする機能がある可能性は高い**と考えています。

では、脳への糖の取り込みをコントロールする機能があるとして、それが壊れてしまったらどうなるでしょうか。

私は、脳の血管内に糖があふれてしまったり（高血糖）、逆に、足りなくなってしまったり（低血糖）という状態が引き起こされると思います。脳内がこのような状態になってしまうのが、「脳内糖尿病」だと考えているのです。

ストレスと食べ過ぎで脳が壊れていく

高血糖でも低血糖でも脳は壊れる

たとえば、食事をして「おなかがいっぱいになった」と満腹感を覚えるのは、脳に糖が取り込まれ、「満腹中枢」が刺激されて、食欲にストップがかかるからです。

これが、食べた糖が脳に取り込まれなければ、満腹中枢はいつまで経っても刺激されません。むしろ、脳は、血糖値が下がるので、「食べろ」と司令を出し、空腹感がおそってくると思います。

本章の冒頭に紹介したアルツハイマーの患者さんが、食べたばかりなのに「食事はまだか」と訴えるのも、脳内糖尿病による脳の糖不足によるものではないかと考えられるわけです。

「炎症」と「糖質中心メニュー」が脳のバリア機能を破壊か

私は、脳内糖尿病というのは、血糖値を上げてしまう「インスリン抵抗性」によって起こる「高血糖」によるトラブルだけではないと考えています。

ここで述べたように、「脳内の高血糖・低血糖を自動制御する機能（仮説）」が壊れることで起こり得る「低血糖」によるトラブルも引き起こすのではないかと思っています。

では、なぜ、脳を守る大切なしくみが壊れてしまうのでしょうか。

血液脳関門が破綻してしまう直接の原因は、ストレスやアレルギーなどで血管の内側の細胞に"炎症"が起こるためではないかと考えています。

また、脳への糖の取り込みをコントロールする機能が存在するとして、それが破綻してしまうのは、糖質中心のメニューが多い食生活など、高血糖になりやすい生活習慣が大きな要因だと考えているのです。

なぜかというと、血液中にいつも糖がふんだんにある**高血糖の状態が続いていると、脳は簡単に糖を手に入れることができる**わけです。すると、そのうち、その環境に慣れてしまった脳は、脳内に積極的に糖を取り入れるのをやめてしまうのではないか。

その結果、**糖の取り込み調節機能（仮説）のはたらきが弱まり、必要なときにも脳内に糖が取り込まれにくくなってしまう**のではないかと考えられます。

脳の機能についてはは解明されていないことも多く、患者さんに起きている現象からの推察です。

いずれにしても、食生活を中心とした生活習慣の乱れが血糖値の乱れを引き起こし、脳の健康にも大きな影響を与えている可能性はあると思います。

低血糖は脳の栄養失調状態

低血糖で脳細胞が死んでいく

脳内糖尿病になると、脳はどんなダメージを受ける可能性があるのでしょうか。

たとえば、食事を抜くなどして空腹が続き、全身の血糖値が下がると、連動して、脳内も低血糖になると考えられます。低血糖というのは、糖不足が起きているわけですから、脳の神経細胞はエネルギー不足になります。いわば**脳の栄養失調の状態**です。

繰り返しますが、神経細胞は、脳内の糖が枯渇しても、次に、「ケトン体」という物質をエネルギー源にすることができます。

しかし、脳内に存在するケトン体は、数分持つだけの量しか存在しないといわれています。

そこで、私は、**最終的に脳は、自分を構成している「アミノ酸」をエネルギー源として使い始めてしまうのではないか**と考えています。

いわば虎の子のアミノ酸に手を出されてしまうと**神経細胞が破綻し、「もの忘れ」などの認知機能の低下**が起こります。

その結果、アルツハイマーなどの認知症を引き起こしてしまうのではないかと考えています。

近年、**高齢者の低血糖は、認知機能を低下させてしまう**ことがわかっています。

そのため、糖尿病治療の現場では、認知症を発症している、あるいは、その疑いがある高齢者の糖尿病治療について、血糖値を下げ過ぎないようにという指導が行われています。

脳が低血糖になるということは、認知機能などに大きなダメージを与えてしまう可能性があるということなのです。

「高血糖」で脳がしぼんでいく!?

脳には糖をためておくしくみがない

一方、脳内糖尿病によって脳内が高血糖になっているとしたらどうなるでしょうか。

脳の防御機能が壊れて糖の調節ができなければ、糖質の多い食事を食べ過ぎるなどして全身の血糖値が上昇すると、「脳内高血糖」の状態になってしまうと考えられています。

脳内が高血糖になってしまうことの問題は、脳には、使いきれずに余ってしまった糖をためておくしくみがないことです。これを糖毒性といいます。

私は、**脳内に余ってしまった糖は、脳のゴミと呼ばれる「アミロイドβ」に変換されて蓄積されていく**のではないかと考えています。

繰り返しますが、アミロイドβはアルツハイマーの直接的な原因のひとつといわれ、脳の神経細胞を破綻させ、脳萎縮を引き起こす、脳のゴミともいえる物質です。

通常は起こらないアミロイドβの蓄積が、脳を守るしくみが破綻することで発生してしまうのではないかと考えています。

私が仮説を立てている**脳内糖尿病には、高血糖でも低血糖でも、結果的に脳の神経細胞を破綻させ、アルツハイマーなどの認知症を引き起こす可能性がある**とにらんでいます。

「医者まかせ」は危険！脳は自分で守ろう

脳の健康は、「セルフチェック」と「セルフ管理」で守る

もし脳内糖尿病があるとしても、現状、確定診断する術がないなかでどうやって早期発見・早期治療・予防ができるのでしょうか。

それには、自分自身で**「セルフチェック」と「セルフ管理」をすることが大切**だといえます。

特に、早期発見については、「もの忘れ」が気になってきたからと、内科や精神科を受診しても、糖尿病だけ、認知症だけと、自分の専門領域にだけ目が向いている医師では、脳内糖尿病の可能性を想定することは難しいで

しょう。ましてや患者さんに負荷がかかる糖負荷試験などにまで至らないのではないかと思います。

また、すでに認知症と診断されて精神科などで治療を受けていたり、糖尿病と診断されて内科で治療を受けていたりする場合も、その都度あらわれる症状を細かく検証して、他の領域にも踏み込みながら治療に取り組んでくれる医師でなければ、やはり、難しいのではないでしょうか。

だからといって絶望することはありません。そもそも糖尿病の予防・治療は、食生活の改善など、自己管理が重要です。

特に、肥満は、糖尿病発症の最大のリスク要因です。**肥満の原因となる食事や運動不足などの生活習慣の改善が糖尿病予防になり、ひいては認知症予防にもつながり**ます。

記憶力、食生活の乱れなど生活習慣を振り返る

私は、脳内糖尿病の原因も糖代謝の異常が起きていることにあるとしたら、予防対策の基本は、全身の糖尿病と同じだと考えています。

ただし、記憶力や頭のはたらきに心配な点が出てきたら早めに、認知機能を検査してくれる医療機関を受診することをおすすめします。

その際には、脳内糖尿病の可能性を念頭に置きながら、まずは自覚のある違和感を書き出したり、家族・友人などから、最近忘れっぽいなどの異変はないかどうかを聞き出したり、偏食や暴飲暴食、運動不足などがないか、生活習慣も振り返ってみましょう。

脳の健康維持のためには、自分自身に起きている異変と、考えられる原因をしっかり医師に伝えることです。**他人ごとのように医者まかせにせず、質問や疑問があれば尋ね、自分が主体となって検査や治療に臨むという姿勢が自分を守るのです。**

食事術で脳梗塞や脳内出血、クモ膜下出血も防げる！

ここまで紹介してきた糖尿病にならないような正しい食事、腸内環境の改善をする食事術は、糖尿病や認知症の予防になるだけではなく血管強化・生活習慣病対策にもつながるものです。

「はじめに」でも触れましたが、私はもともとは脳外科医です。脳外科医をしていた時には、食生活の乱れの蓄積で血管が弱ったりして、脳梗塞や脳内出血、クモ膜下出血など脳血管系の大病を発症した患者を数多く見てきました。生活が不規則な脳外科医自身も例外ではなく、そうした大病を患う脳外科医が何人もいました。

糖尿病も高血圧も脂質異常症も、それ自体は痛くもかゆくもない無自覚な病気です。ですから健康診断や定期健診を受けなければ見つかりません。しかし、確実に心筋梗塞や腎不全、そして脳血管障害を起こします。

こうした脳血管系の恐ろしい病気は高齢者はもちろん、40代の働き盛りも頻繁に襲う恐ろしい病です。しかも、ガン・心筋梗塞と並ぶ3大死因でもあるし、例え一命をとりとめても半身不随などの重たい後遺症になりがちで、自分も家族も苦しむ、絶対に避けたい病気です。

こうした病を治療してきた脳外科医の立場から、「脳内糖尿病」に限らず、脳に関する多くの病気を遠ざけ、自分と家族の不幸を避けるためにも、本書で紹介する正しい食事を行うことが大事だと断言できます。

Column③ アルツハイマーは、生活習慣病の成れの果て

■高血圧・糖尿病・脂質異常症は、認知症の引き金に

近年、認知症を発症する患者さんが急増するなかで、テレビの健康番組などでも頻繁に認知症のことが取り上げられるようになり、関心の高い人も多いのではないでしょうか。

自分は、将来、認知症を発症してしまうのかどうか、最大の関心事はそこだと思います。

結論からいってしまうと、特に中高年で高血圧や糖尿病、脂質異常症といった生活習慣病を持っている人は、将来、認知症を発症する確率は高いといえます。

たとえば、「脳血管性認知症」は、脳卒中による脳血管障害が原因となって引き起こされます。

脳卒中になりやすい人というのは、高血圧や糖尿病、脂質異常症がある、肥満、

Column

ストレスが多い、喫煙や飲酒量が多いなど。ほとんどの場合、生活習慣が原因の病気によって脳卒中が引き起こされていることから、食生活や運動習慣などが認知症の発症に深く関係しているといえるわけです。

■生活習慣病予防がアルツハイマー予防に

一方、異常なタンパク質の蓄積などによって脳が萎縮するアルツハイマー病の発症にも生活習慣病が関係しているというのが、近年の医学界では常識になりつつあります。

海外の調査では、アルツハイマーを発症する危険因子として、中高年になってからの高血圧、肥満、糖尿病、喫煙、運動不足といった生活習慣に加えて、うつや勉強嫌いも含まれています。

私が仮説を立てている「脳内糖尿病」も、生活習慣が深く関わっていると考えています。生活習慣病の成れの果てが、認知症なのかもしれません。

なお、世界中のアルツハイマーの症例の約半数は、前述の危険因子が関与しており、危険因子すべての影響を25％減らすことができれば、アルツハイマーを予防できる可能性があるといわれています。

第4章

「血糖」を知れば脳の老化と病気は防げる

肥満から始まる認知症がある

食生活の乱れとメタボと認知症の深い関係

脳の健康を保つには、食事などで食べた糖は、全身の筋肉や臓器の細胞のエネルギー源としてしっかり利用されることが重要です。

糖は、多過ぎても少な過ぎても脳の健康は維持できません。脳内の糖の過不足がアルツハイマーなどの認知症を引き起こす可能性があるということは、これまで述べてきたことでおわかりいただけたと思います。

本章では、どうしたら糖を過不足なくコントロールすることができるのかを見ていきたいと思います。

ところで、「メタボリックドミノ」という言葉を知っていますか。

メタボとは、メタボリックシンドローム（内臓脂肪症候群）の略で、内臓脂肪型肥満に、高血圧、脂質異常、高血糖などが合わさっている状態のことです。わかりやすくいえば「太り気味で不健康な状態」ですね。

メタボリックドミノは、メタボリックシンドロームが進行すると、まるでドミノ倒しのように、さまざまな生活習慣病が引き起こされていくために、そう呼ばれています。

メタボリックドミノの始まりは、食べ過ぎや運動不足などの「生活習慣の乱れ」。続いて肥満（内臓脂肪型肥満）のドミノが倒れ、高血糖の要因となる「インスリン抵抗性」が引き起こされます。

そのまま放置していると、高血圧、糖尿病、脂質異常症といった病気のドミノが連鎖して倒れ、次々と引き起こされます。

それがさらに進むと、心筋梗塞や脳卒中など命に関わる病気のドミノが倒れます。**最終的に倒れるドミノのひとつに「認知症」という重大な病気があるわけです。**

脳の老化や認知症を予防するには、ドミノ倒しの最初の引き金となる肥満、特に内臓脂肪型肥満にならないようにすることが大切なのです。

自分に必要な糖の量を知っていますか？

現代人の肥満の原因は、糖のとり過ぎ

認知症の最初の引き金になってしまうかもしれない肥満はなぜ起こるのか見ておきましょう。

肥満の原因は、ひと言でいうと「食べ過ぎ」。運動などで消費するエネルギー以上に食べ過ぎてしまうから太るのです。私は、**現代人の肥満は、糖をとり続けなければならない体になってしまったことに大きな原因があると**考えています。

前章で述べたように、脳にとって糖（ブドウ糖）は、多過ぎても少な過ぎても害になります。本来、**糖は、必要なときに必要な量だけあればよい**栄養素なのです。

糖の必要量は、生活環境やライフスタイル、運動習慣、読書や勉強などの知的活動量がどのくらいあるかで違ってきます。

階段や坂道が多い場所に住んでいる人は、平坦な場所に住んでいる人に比べて毎日の運動量は多くなっているかもしれません。

同じように、デスクワーク中心の人よりも肉体労働が中心の人のほうが消費カロリーは高いはずです。

さらに、民族特性なども含めて、一人ひとり、その時々に必要な、適切な糖の量というものがあると思います。

それを超えて糖を食べ過ぎてしまうから、太るわけです。

糖は、脳にとらされている？

では、私たちはなぜ糖を食べ過ぎてしまうのでしょうか。

私は、その理由のひとつに、**糖は、飢餓に備えて積極的にとりなさいと脳にインプットされている栄養素**だからだと考えています。

人間は、狩猟時代はめったに糖を食べられず、獲物が取れなければ餓死してしまうという過酷な環境を生き抜いてきました。

脳には常に糖への渇望があり、食べられるときに食べておくという習慣が身についたのかもしれません。

その後、農耕文化が発達し、一年を通じて穀物を主食とする食生活が定着すると、**飢餓に備えようとする脳のしくみは、肥満や糖尿病の引き金となり、不利にはたらいている**わけです。

糖は、脳に命令されて、とらされているのかもしれません。

野菜、果物、牛乳にも糖があふれている

糖が含まれている食品は、炭水化物だけじゃない

最近、糖質制限や低糖質ダイエットが流行り、「糖＝炭水化物」のイメージを持っている人は多いのではないでしょうか。

実際には、糖が含まれている食品は炭水化物以外にも多く、現代人の食生活には糖があふれているといっていいでしょう。

意外なところでは、糖の量は、牛乳にはコップ約1杯（210g）に10・1g（※角砂糖2・5個分）、加糖タイプのヨーグルトには100g当たり11・9g（角砂糖3個分）が含まれています。

あなたの食事は「糖」まみれ！

野菜にも根菜類を中心に糖質の高いものがあります。

たとえば、ながいも（180g）の糖質量は20・9g（角砂糖5・2個分）、かぼちゃ（60g）には同10・3g（角砂糖2・6個分）、とうもろこし（240g）には同16・6g角砂糖4・2個分）、たまねぎ（1個200g）には同

13・5g（角砂糖3・4個分）含まれています。

果物では、バナナ1本（220g）には糖質量13・5g角砂糖3・4個分）、柿1個（260g）には同33・8g（角砂糖8・5個分）、りんご半分（180g）には同19・5g（角砂糖4・9個分）の糖が含まれています。

たとえば、朝食を軽くすませようと、バナナ1本とヨーグルトしか食べなくても、糖は約40g角砂糖約10個分もとることになります。そこにはちみつ、ジャムなどをかけて食べれば、糖の量はさらに多くなるわけです。

それぞれの食品にどのくらいの糖が含まれているのか、自分に必要な1日の糖質量はどのくらいなのか、それぞれをしっかり把握する必要があります。その上で糖の食べ過ぎを意識しなければ、知らず知らずのうちにとり過ぎてしまいます。

私たちには飢餓に備えて糖を欲しがるという本能があるわけです。本能の赴くままに食べたいものを食べ続けてしまうと、すぐに糖のとり過ぎとなり、脂肪としてどんどんため込まれていくわけです。

※角砂糖1個4gとして計算

糖質が 多 い主な食品

穀類

ご飯、パン、麺類、
シリアル など

いも類

じゃがいも、
さつまいも など

菓子類

ケーキ、せんべい、
スナック菓子 など

アルコール

日本酒、ビール、
紹興酒、果実酒 など

飲料

スポーツドリンク、
ジュース類、牛乳 など

糖質が 少 ない主な食品

肉類

牛肉、鶏肉、豚肉 など

乳類

チーズ、バター、
生クリーム など

大豆製品

豆腐、納豆 など

きのこ類・葉もの野菜

きのこ全般、
葉もの野菜全般

藻類

わかめなどの海藻

お茶類

緑茶、ウーロン茶、
無糖のコーヒー、紅茶 など

蒸留酒

焼酎、ウイスキー、
ブランデー など

糖質が多い食品一覧

食品名	量（g）	糖質量	角砂糖換算
外食メニュー			
ご飯	白米茶碗1杯：150g	55.2g	13.8個
食パン	6枚切り1枚：65g	28.9g	7.3個
そば	1食分：245g	58.8g	14.7個
牛丼	ご飯250g、肉70g	110.9g	27.8個
カレーライス	1食：ご飯230g等	108g	27.1個
ラーメン	麺230g、 チャーシュー20g	69.7g	17.4個
おにぎり（梅干し）	1個：ご飯100g	38.7g	9.7個
チーズバーガー （マクドナルド）	1個：122g	29.1g	7.3個
フライドポテト（マクドナルド）	Mサイズ：135g	48.8g	12.2個
肉まん	1個：110g	44g	11個
野菜・果物			
さつまいも	100g	29.2g	7.3個
西洋かぼちゃ	100g	17.1g	4.3個
とうもろこし	240g	16.6g	4.2個
たまねぎ	1個200g	13.5g	3.4個
バナナ	1本：220g	13.5g	3.4個
柿	1個：260g	33.8g	8.5個
りんご	半分：180g	19.5g	4.9個
乳製品			
牛乳	1杯：200g	9.6g	2.3個
加糖タイプのヨーグルト	100g	11.9g	3個
モッツアレラチーズ	100g	4.2g	1個

食品名	量（g）	糖質量	角砂糖換算
調味料			
上白糖	大さじ１：9g	8.9g	2.3 個
ウスターソース	大さじ３：54g	14.2g	3.6 個
焼肉のタレ	大さじ２：34g	8.8g	2.3 個
カレールウ	４～５皿分：120g	49.2g	13 個
はちみつ	大さじ１強：21g	16.7g	4.2 個
トマトケチャップ	大さじ１強：25g	6.4g	1.6 個
インスタント麺			
カップラーメン	１個：めん 65g	43.4g	11 個
カップ焼きそば	１個：めん 100g	82.6g	21 個
カップそば	１個：めん 72g	55.5g	13.9 個
レトルトカレー	ご飯 230g レトルトカレー 200g	107.2g	27 個
菓子類			
カステラ	１切れ：50g	31.3g	7.8 個
どら焼き	１個：60g	33.2g	8.3 個
ショートケーキ	１個：110g	47.3g	11.9 個
チョコレートケーキ	１個：110g	50.9g	12.8 個
菓子パン・調理パン			
メロンパン	１個：100g	76.1g	19 個
あんぱん	１個：100g	47.5g	11.8 個
クリームパン	１個：100g	40.2g	10 個
蒸しパン	１個：100g	57.2g	14.3 個
カレーパン	１個：100g	30.7g	7.7 個
ペットボトル飲料			
ミルクティー	１本：500ml	36.9g	9.3 個
果汁 30%ジュース	１本：500ml	57.0g	14.3 個
サイダー	１本：500ml	51.0g	12.8 個

角砂糖１個４g で計算

Column④

悪魔の原料「果糖ブドウ糖液糖」の正体

■工業的につくられ、とり過ぎはメタボに直行！

最近、甘味のあるジュースや菓子、アイスクリーム、ゼリー、しょうゆやソースなどの調味料の原材料表示に、「果糖ブドウ糖液糖」と書かれているものを見かけることが多くなっています。

果糖ブドウ糖液糖（異性化糖）は、とうもろこしやさつまいも、じゃがいもといったデンプンを原料としており、果物の果糖と同じ「天然甘味料」です。

しかし、果糖ブドウ糖液糖は、正式名称「高フルクトース・コーンシロップ＝異性化糖」といって、工業的につくられる糖。砂糖より安い上に、砂糖よりも冷たいものを甘く感じさせられるという特徴から、安い菓子類や清涼飲料など低温のものをおいしく感じさせたい食品に砂糖の代わりに多く使われています。

実は、この果糖ブドウ糖液糖は、アメリカでは使用にあたって論争が繰り広げ

Column

られています。果糖ブドウ糖液糖のような糖から「果糖」をとり過ぎている人は、肥満、高血圧、糖尿病、脂質異常症、メタボリックシンドロームになりやすいということがわかってきたからです。

■冷たい飲料は異性化糖のとり過ぎに注意

果糖は、ほとんどが肝臓で代謝されるため、とり過ぎて余ってしまうと脂肪としてため込まれ、肥満や脂質異常症を引き起こしてしまうおそれがあります。しかし、一方で、果糖ブドウ糖液糖も砂糖も代謝経路や血糖値に与える影響は同等で太りやすさに大きな差はないと反論する向きもあります。まだ結論は出ておらず、日本では議論にも上っていません。

いずれにしても、果糖ブドウ糖液糖は、果糖の分量が多くなるほど、砂糖よりも甘味が強くなり、「砂糖依存」になりやすい側面は否めません。

特に、コーラやジュース、炭酸飲料は一気に飲み干してしまうことが多く、一気に大量の果糖やブドウ糖をとり、血糖値も急上昇させることになります。

果糖ブドウ糖液糖は、納豆のタレやめんつゆ、漬物などにも広く使われています。日本の食品の原材料表示は、使用した原材料の量が多い順に表示するというルールがあります。原材料表示をよく確認して、とり過ぎに注意しましょう。

日本人は、やせているのに糖尿病になる人が多い

残念ながら日本人は、内臓脂肪をため込みやすい体質

「糖尿病は太るからなるもの」と思っていませんか?

たしかに、見た目に太っている糖尿病の人は少なくありません。

しかし、「自分はやせているから糖尿病にはならないはず」と思い込んでいるとしたら、それは間違い。**日本人の場合、「やせているのに糖尿病」という人が少なくない**のです。

そもそも**日本人は、欧米人に比べて皮下脂肪をため込む力が弱く、その分、内臓脂肪をため込みやすい体質を持っている**といわれています。

それは、日本人には、飢餓に備えて内臓脂肪をため込む「倹約遺伝子」を持つ人が他の人種よりも多いからだそうです。

内臓脂肪というのは、糖尿病や動脈硬化を引き起こす、非常に危険な脂肪です。

たとえば、内臓脂肪が増えると、血糖値を下げるインスリンのはたらきが悪くなり、高血糖になりやすくなります。内臓脂肪が減らずに高血糖が続けば、糖尿病を発症し、「メタボドミノ」の引き金になってしまうわけです。

少し太っただけで血糖値が下がりにくくなる

さらに、**日本人は、欧米人に比べて血糖値を下げるインスリンの分泌量自体が少ない**ともいわれています。そのため、少し太っただけでインスリンが足りなくなり、高血糖になりやすいのです。

「肥満は万病の元」といわれているくらいですから、特に中高年やシニア世代は、見た目に太ってくれば、糖尿病などの生活習慣病を防ぐために、食生活などを改めようと心がけているでしょう。

しかし、内臓脂肪がつきやすい人は、見た目には、おなかまわりが少し太いくらいで、太っているという印象が薄い人も少なくありません。

そのため、内臓脂肪によって糖尿病の兆候が出始めていても気づかず、まして や自分が太っているという自覚もあまりないために、知らず知らずのうちに病状が進行してしまっていることがあります。

見た目にあまり太っていないからといって糖尿病やその予備群ではないとは言い切れず、**やせているから健康とは必ずしもいえない**のです。

太っている人の脳は、老化しやすい

肥満度の高い人ほど脳が萎縮

食生活が原因で30代後半くらいから急に太り始めたという人は、すでに脳の老化が始まっているかもしれません。

最近、国内外の研究で、太っている人ほど脳萎縮や認知症になりやすいという報告が相次いでいます。

たとえば、海外の研究では、30代で肥満になった人は、標準体重の人と比べて3・5倍も認知症になりやすく、40代で1・7倍、50代で1・5倍に認知症の発症リスクが上がると報告されています。

さらに、別の海外の研究では、体重オーバーや肥満の人は、標準体重の人に比べて10年早く脳の老化が進み、認知症になりやすいという報告もあります。

国内の研究でも、内臓脂肪型肥満の人で、肥満度がわかるＢＭＩ値が高い人ほど、記憶を司る脳の海馬の萎縮が見られたそうです。

内臓脂肪が出す悪玉物質が「脳のゴミ」の原因か

アルツハイマーの人の脳には、脳のゴミと呼ばれ、神経細胞を死滅させてしまう「アミロイドβ（ベータ）」の蓄積と、記憶を司る「海馬《かいば》」という脳の部分を中心として脳萎縮が見られます。

ＭＲＩの検査などでわかる内臓の断面で内臓脂肪の面積が１００㎠を超えると、高血糖・脂質異常・高血圧の合併率が高くなるといわれています。

これは、内臓脂肪が増え過ぎると、そこからどんどん悪玉物質が分泌され、糖の代謝などに悪影響を及ぼすからだと考えられます。

それと同じように、**脳でも、内臓脂肪が出す悪玉物質によって、変質したタンパク質のアミロイドβが蓄積され、脳の神経細胞の破綻と脳萎縮を引き起こす**といわれています。

脳の健康を守るには、内臓脂肪をため込まないということが、大きなポイントのひとつになってくるのです。

ビタミンB群が糖をエネルギーに変える

栄養の偏りも内臓脂肪が増える原因

では、どんな人が内臓脂肪をため込みやすいのでしょうか。

太りやすい人には、たいてい食べ過ぎや運動不足が見られます。

それに加えて**食事の栄養が偏っている人も太りやすい**のです。

どんな栄養が足りていないと、太りやすくなるのでしょうか。

ひとつは、**糖をエネルギー源として利用するときに必要な栄養素が不足していると太りやすくなる**ということがいえます。

糖をエネルギー源として利用するために欠かせないのが、**豚肉やレバー、魚介類などに含まれている「ビタミンB群」**です。

たとえば、忙しくて時間がない、調理が面倒くさいからといった理由で、手っ取り早く空腹を満たすために、おにぎりや菓子パンだけで食事をすませてしまうことはありませんか?

ビタミンB群を含む食品がバランス良く含まれていないと、食べた糖はエネルギー源として利用されず、血液中に糖が留まり、高血糖になりやすくなります。

また、**エネルギー源として使われなかった糖は、脂肪としてため込まれて**いきます。

このように栄養が偏った食事によって、太りやすくなってしまうのです。

しかも、**ビタミンB群が不足することによって、脳に必要なエネルギー源も足りなくなります。**そうなるとイライラしたり集中力が失われたり、脳のパフォーマンスも落ちてしまいます。

特に脳の老化が始まる30代を過ぎたら、単に空腹を満たすために食事をするのではなく、脳の健康を見据えてバランス良く食べることが大事です。

内臓脂肪より恐ろしい第三の脂肪「異所性脂肪」

肝臓、すい臓、筋肉内部に脂肪がたまっていく

いくら食べても太らない「やせの大食い」だと安心していたら、健康診断で、肝機能検査の数値や血糖値、中性脂肪値などが高くなってきたというこ

とはありませんか。

これらの**検査数値が危険ラインの場合はもちろん、たとえ正常値内であっても、見た目はやせているのに検査数値が上がり調子になっていたら要注意のサイン**だと思ったほうが良いでしょう。

見た目はやせているのに健康診断の数値に異変が起き始めている場合、「異所性脂肪」といって本来蓄積されてはいけない場所に脂肪がたまり始めている可能性があります。

異所性脂肪というのは、皮下脂肪、内臓脂肪に次ぐ「第三の脂肪」といわれ、その悪玉ぶりが最近話題になっている脂肪です。

皮下脂肪は皮膚の下に、内臓脂肪は主におなかの腸間膜にたまっていくのに対して、異所性脂肪はその名のとおり、本来、たまるはずのない場所に脂肪がため込まれていきます。

たとえば肝臓、すい臓といった内臓や筋肉内部の細胞などです。見た目にはわからないので、「隠れ肥満」の状態です。

やせの大食いからサルコペニア肥満に

筋肉が脂肪に置き換わってしまうタイプの肥満

異所性脂肪がため込まれていくと、内臓脂肪と同じような悪影響が起こるといわれています。

国内の研究では、**肝臓やすい臓、筋肉に異所性脂肪が蓄積していると、細胞に糖を送り込み血糖値を下げるインスリンのはたらきが悪くなり、高血糖の要因となる「インスリン抵抗性」を引き起こす**と報告されています。

特に、異所性脂肪が蓄積されている人に高血糖、脂質異常症、高血圧があると、体を動かす骨格筋に食べた糖が送り込まれにくくなるといわれていきます。それが進むと、エネルギー不足に陥った筋肉はどんどんやせていき、「サルコペニア」という状態になってしまいます。

サルコペニアの状態で過食や運動不足が続くとどうなるでしょうか。

「サルコペニア肥満」といって筋肉が脂肪に置き換わってしまうタイプの肥満になります。

サルコペニア肥満は、外見はやせているのにメタボが進行しているわけですから、「やせメタボ」ともいえるわけです。食生活が乱れている人は、「私はやせている」と油断は禁物です。

やせメタボ（サルコペニア肥満）で脳が衰える

筋肉を維持することは、脳の健康に欠かせない要素

「最近、筋肉が落ちてきた」という実感があるのに、運動量や活動量が少ない日常生活を送っている人も注意が必要です。早いと30代、40代でサルコペ

ニア肥満になる危険があります。

一説には、内臓脂肪が増えるメタボよりもサルコペニア肥満のほうが生活

サルコペニアチェック

チェック①指輪っかテスト

ふくらはぎの最も太い部分を両手の親指と人差し指で囲んでみましょう。

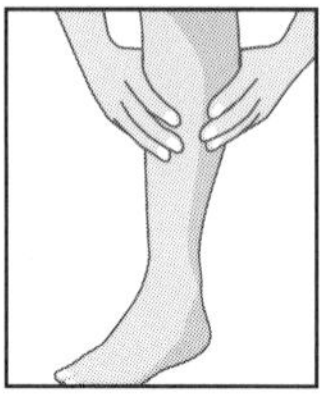

囲めない

サルコペニアの可能性は低いでしょう。

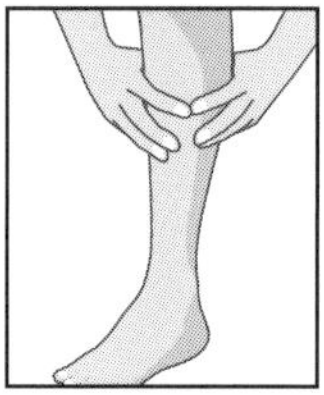

ちょうど囲める

サルコペニアの可能性があります。

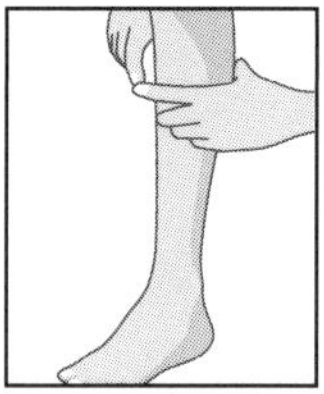

すき間ができる

サルコペニアの可能性が高いといえます。

チェック②

1）ＢＭＩが 18.5 未満である
2）横断歩道を青信号で渡りきれないときがある
3）ペットボトルやビンのフタが開けにくい

1）に加え、2）や3）も当てはまる場合はサルコペニアの可能性があります。

（注）目安であり、診断ではありません

出典：チェック①は東京大学高齢社会総合研究機構飯島勝矢教授らの資料より
出典：チェック②は東京医科歯科大学医学部附属病院臨床栄養部「食彩たより第 40 号」より

習慣病のリスクが高いといわれています。

サルコペニア肥満が問題視されているのは、筋力が衰えると次第に歩くのが億劫になり、さらに筋力が弱まるという悪循環に陥りやすいということもあります。

筋力が落ちるほど、転倒や骨折をしやすくなります。ケガをして長い期間歩けなくなったり寝たきりになったりしてしまうと、年齢が高くなるほど認知症のリスクも高まります。

やせているからと油断をせず、脳をイキイキと働かせるために筋肉をつけることも重要だということです。

健康診断では見つからない糖尿病がある

糖尿病の一歩手前は、食後の血糖値でわかる

私は、糖尿病を早期発見したり、糖尿病予防に早くから努めたりすることが、脳の健康を維持し、認知症予防につながると考えています。

しかし、中高年になって多少太ってきたように感じても、健康診断で血糖値に異常がなければ、糖尿病の心配はないと思っている人は多いのではないでしょうか。

繰り返しますが、地域や会社の一般的な健康診断の結果に異常がなかったからといって安心していると、高血糖の傾向や糖尿病予備群を見逃してしまうおそれがあります。

特に、血糖検査で空腹時血糖値しか測定していない場合は、糖尿病と診断

されるまではないけれど、正常より血糖値が上がってきたという状態の「糖尿病の境界型」（糖尿病予備群）を発見することはできません。

なぜなら、このような糖尿病になる一歩手前の人には、食事前の「空腹時血糖値」は正常なのに、食事をした後に血糖値が上がる「食後高血糖」が見られるというケースが少なくないからです。

食後高血糖を発見するには、食事をした2時間後に血糖値を測定したり、糖負荷試験を行ったり、一般的な健康診断では行われない検査を行う必要があります。

認知症になりたくなかったら糖尿病の早期発見を

詳しい血糖検査を受けて、脳を守る

私は、**40代以降の人で、記憶力に心配なことが増えてきたとか、原因がよくわからないけだるさがあるというように違和感がある場合は、詳しい血糖値の検査を受けたほうが良い**と思います。

糖尿病の最終的な診断でよく行われるのは、糖負荷試験です。

これは、空腹時血糖値測定後、75gのブドウ糖液を一気に飲んで、1時間後、2時間後の血糖値を測定します。この検査に加えて、血糖値を調節するインスリンのはたらきを見る検査も行い、糖尿病の診断を行います。

この検査で糖尿病予備群と診断されると、数年以内に糖尿病を発症する確率が高いといわれています。

こうした詳しい血糖検査で異常が見られたら、脳の神経細胞にもダメージが及んでいる可能性があると考え、原因となっている生活習慣の改善にすぐに取り組むべきだと思います。

その上で、精神科や神経内科、脳神経外科などを受診して、認知機能検査を受け、脳の健康状態を確認することをおすすめします。

「血糖値スパイク」を防いで脳を守ろう

健康診断で「異常なし」でも血糖値スパイクは起きている

「ストレスやイライラがあると、無性に何か食べたくなる」「お酒を飲んだ後は必ずラーメンが食べたくなる」というように、おなかがすいているわけではないのに、何か食べたくなることはないでしょうか。

通常、おなかがいっぱいになると、血糖値が上がり、満腹中枢が刺激されて食欲が満たされます。おなかがすくのは、食べ物が消化されて血糖値が下がり、それを感知した脳が「空腹」のシグナルを出すからです。

食事をした後、胃の中で消化にかかる時間は、野菜で1～3時間、炭水化物で2～3時間、肉や魚で4～5時間、脂っこいものだと7～8時間。その後、腸で消化吸収されて、便としてすべてが排泄されるまで24～72時間もかかります。

食べたものがまだ消化されていない状態にもかかわらず、**「小腹がすく」、「何か食べたくなる」というのは、血糖値を急上昇させてしまう食事メニューや食べ方に問題があると**考えられます。

最近、「血糖値スパイク」という状態が、脳梗塞や心筋梗塞を起こすおそれがあるとして、注目されています。

血糖値スパイクというのは、食事をした後、血糖値が急上昇し、その後、反動的に血糖値が急降下して、軽い低血糖を起こしてしまう状態です。

血糖値スパイクは健康な人でも起きる可能性があります。

「食べた後眠くなる」は、脳の黄色信号

「白い糖」が血糖値を急上昇させる

前章で、私は、血糖値が高い状態が続いても、低い状態が続いても脳はダメージを受けてしまう可能性があると述べました。

実は、認知症研究のなかには、**「血糖変動の大きさは認知機能低下と関連する」**という報告もあります。

つまり、**血糖値が急上昇した後急降下する「血糖値スパイク」も認知症発症の引き金になる可能性がある**ということです。

血糖値の急上昇を招きやすいのは、白砂糖や白パンのような精製された糖です。精製度の高い糖ほど消化吸収が早いため、食べるとすぐに血糖値が上がります。早くエネルギー源になりやすいともいえるわけです。

朝食抜き、単品メニューも脳は嫌い

また、おにぎりだけ、かけうどんだけと**炭水化物のみのメニューが多い**とか、朝食抜きで昼食にはラーメンや丼ものが多いとか、**食事の間隔が長く、空腹を我慢したあげくに一気に食べてしまう**といった人も、**血糖値が急上昇しやすくなります。**

血糖値が上昇すると、それに反応して、血糖値を下げるインスリンが大量に分泌されます。このとき、細胞に取り込みきれずに余った糖は脂肪としてため込まれていきます。

そして、大量に分泌されたインスリンのはたらきによって、血糖値が急降下します。このとき、血糖値が下がり過ぎて軽い低血糖のような状態になってしまうことがあるのです。

食後、集中力が低下して仕事や家事が手につかなくなったり、猛烈な眠気に襲われたりすることがある人も多いでしょう。これは、血糖値が急上昇した後、大量に分泌されたインスリンによって、血糖値が「低血糖」の状態まで急降下してしまった可能性があります。
食後の異常な眠気は、脳にとって黄色信号の可能性があるのです。

低血糖を改善したら「もの忘れ」が改善した

重症の低血糖を起こすと、認知症のリスクが跳ね上がる

私の病院の糖尿病を持っている認知症患者さんで、高血糖状態を改善してももの忘れは改善しなかったのに、血糖値を正常値よりやや高めにして、低血糖を起こさないように管理したら、もの忘れなどの進み方がゆるやかになったということがありました。

私は、高血糖状態も問題ですが、低血糖状態が特に脳に深刻なダメージを与えてしまうのではないかと考えています。

実際、**重症の低血糖を起こしたことのある人は、そうでない人に比べて認知症の発症リスクが2倍に上がる**という報告もあります。

何を食べるか、どう食べるかで、脳の健康が左右されているということを認識しておくことが大切です。

脳をダメにする糖を知っておこう

牛乳やヨーグルトにも糖が含まれている

「糖」というと砂糖などの「甘いもの」をイメージする人は多いのではないでしょうか。

糖には甘いものだけでなく、米、小麦、いも類に含まれる「デンプン」、牛乳やヨーグルトに含まれる「乳糖」や果物に含まれる果糖などがあり、炭水化物も糖です。

ただし、**同じ糖でも構造が違うと、体内に吸収されるスピードが違います。より短時間でスピーディーに吸収されるものほどすばやくエネルギーになる分、血糖値が上がりやすくなります。**

血糖値を上げやすい糖を食べ過ぎたり飲み過ぎたりし続けると、肥満や糖尿病になりやすく、アルツハイマーなどの脳の病気の引き金になりかねません。

脳の健康のためにも、どんな糖が血糖値を上げやすいのかを知っておくことが健康のカギとなります。

小さい糖ほど血糖値を上げやすい

糖のなかで、最も短時間で体内に吸収されるのが、「ブドウ糖」や「果糖」。構造上それ以上分解されない最小単位の糖（単糖類）です。

ただし、同じ単糖類でも、「代謝の違い」によって、血糖値への影響が異なります。

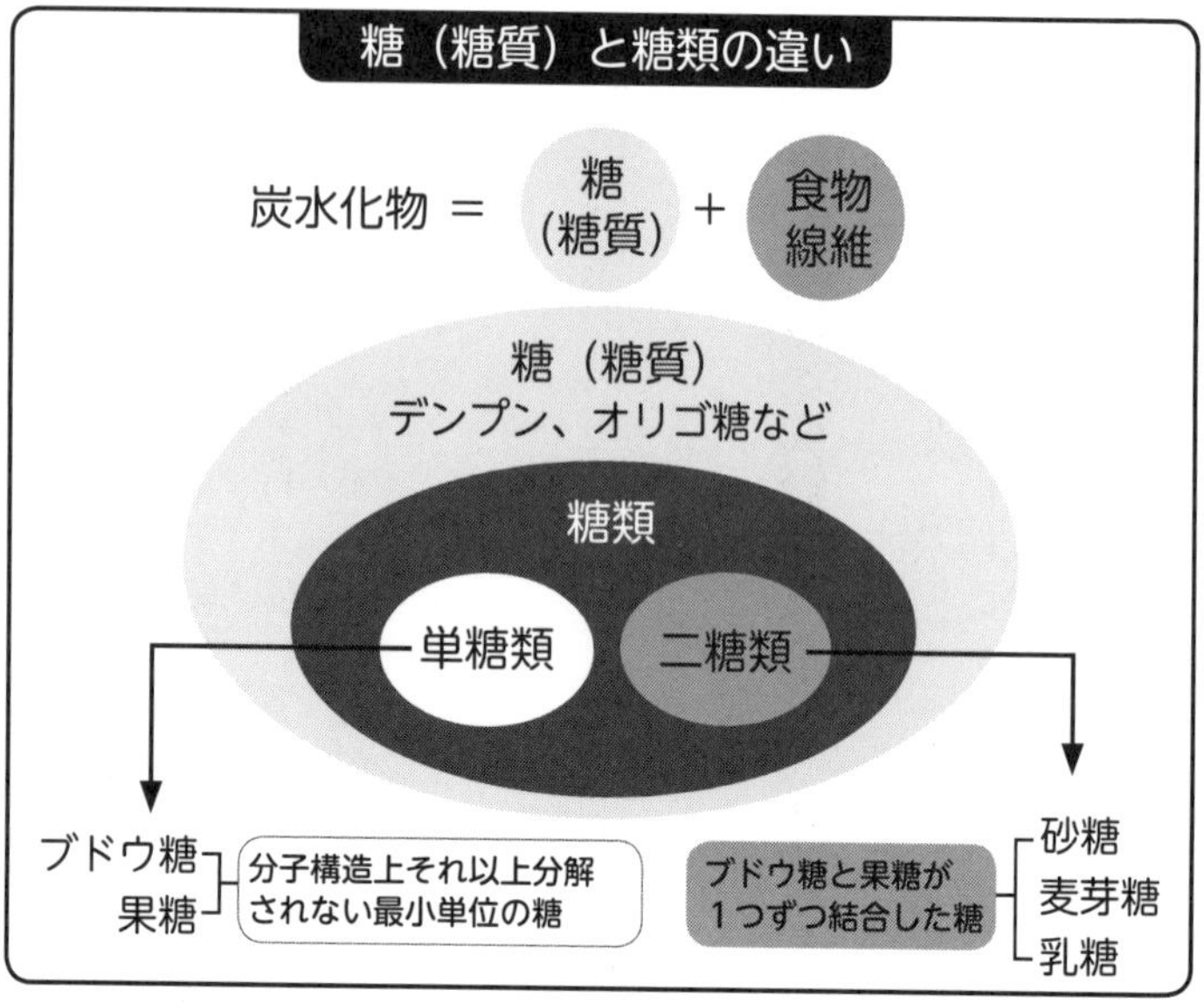

ブドウ糖は、単位が小さいので、血糖値が上がりやすい糖です。

ブドウ糖を食べると、腸から吸収されて血管内に入り、インスリンによって全身の細胞に運ばれ、すぐにエネルギーとして利用されます。

前にも述べたように、インスリンのはたらきが十分であれば、血糖値は正常に下がります。

しかし、内臓脂肪の蓄積などによって、血糖値を下げるインスリンのはたらきが悪くなっていると、高血糖が続き、糖尿病を引き起こすおそれがあるわけです。

脂肪になりやすい「果糖」

一方、**果糖は、血糖値を上げにくい糖**だとされています。

それは、果糖の場合、食べた後、一部ブドウ糖に変換されてエネルギーになるものの、大半は直接肝臓に送られ、中性脂肪に変換されるからです。代謝の過程でインスリンを必要としないため、直接、血糖値を上げることがないのです。

では、果糖を食べるようにすれば、高血糖や糖尿病を防げるのかというと、それは違います。

ブドウ糖は食べると脳のエネルギー源にもなるので満腹感があります。それに対して**果糖は、肝臓で脂肪に変換されてしまう**ので、**満腹感を得にくい**といわれています。

そのため、果糖はつい食べ過ぎてしまうことが多いのです。**余分な果糖は脂肪として蓄えられるために太りやすく、脂質異常症を引き起こしやすくなります。**もちろん、肥満から糖尿病を引き起こすおそれもあるわけです。

果物やはちみつ、ジュース、菓子など**果糖が多く含まれる食品の食べ過ぎは、肥満の元**ということです。

血糖値を上げやすい糖は、食物繊維が少ない

人間は、食物繊維を消化することができない

糖質制限ダイエットで注目されているご飯やパン、うどんといった「炭水化物」は、糖と食物繊維が合わさってできています。

人間は食物繊維を消化することができないので、ブドウ糖や砂糖などの二糖類と比べると、炭水化物は消化吸収に時間がかかります。

ただし、同じ炭水化物でも、食品によって血糖値を急激に上げるものとそうでないものがあります。

たとえば、**白米や白パンのように精製されたものは、食物繊維が少ないので消化吸収が早く、血糖値が上がりやすい**のです。

その点、**玄米や全粒粉のパンのようにあまり精製されていないものは、食物繊維が含まれている分、**精製された白米や小麦に比べると体内への吸収が遅くなり、**血糖値を急激に上げにくい傾向**があります。

栄養ドリンクの元気の素は、砂糖水⁉

血糖値が急上昇すると元気になったような気がする

ブドウ糖の次に血糖値が上がりやすいのは、単糖類が結合した「二糖類」の砂糖や乳糖、麦芽糖です。

砂糖は、水につけるとすぐに分解されて単糖類になるため、ブドウ糖並みにすばやく体内に吸収され、血糖値が上昇し、すぐにエネルギーになります。たとえば、疲れを感じて栄養ドリンクを飲んだら、すぐに元気が出てきたという体験をしたことがある人は多いのではないでしょうか。

そのような栄養ドリンクには、栄養成分とともに砂糖が入っているものがあります。たとえば、「元気ハツラツ!」のフレーズで有名な「オロナミンC」(120ml・大塚製薬)には、砂糖やブドウ糖液糖、はちみつなどが含まれ、糖質量は19g、角砂糖約4・8個分が含まれています。※

また、「ファイト一発!」の「リポビタンD」(100ml・大正製薬)にも砂糖が含まれています。リポビタンDの糖質量は公表されていませんが、1本当たりの総カロリーから推定すると18・5gの糖質が含まれている可能性があります。ただし、この場合、必ずしも「糖質量=砂糖の量」ではありません。

このように栄養ドリンクの場合、中には、砂糖による血糖値の上昇によって元気になったような気分にさせているものもあるかもしれません。

栄養ドリンクを飲んで元気になったのに、すぐにまた疲労感がおそってくることがあるのも、砂糖によって血糖値が急上昇した後、反動的に血糖値が下がってしまうからだと考えられます。**栄養ドリンクに「即効性」があるのは、血糖値の急上昇と関係している可能性がある**わけです。

※糖質（g）＝〔（総カロリー）÷｛（タンパク質×4）－（脂質×9）｝〕÷4

糖質依存と「シュガーハイ」の危険な関係で"中毒状態"に！

「疲れたときに甘いもの」で脳はますますダメになる

疲れたときやストレスを感じたときに甘いものを食べたくなるのは、脳がエネルギー不足に陥っているからだと思っている人は多いのではないでしょうか。

普段から何かにつけ甘いお菓子などを食べてしまう習慣があると、脳が麻痺して、常に砂糖を欲しがってしまうようになります。

あるいは、仕事や家事で疲れたり、ストレスを感じたりすると、甘いものが欲しくなって、つい食べてしまうという人も多いでしょう。

このときに、**「自分へのご褒美」とばかりに砂糖たっぷりの甘いケーキやチョコレートを食べてしあわせな気分にひたっていると、脳は、快感を求めてもっと砂糖を欲しがるようになります。**

おなかがすいているわけではないのに甘いものが欲しくなるのは、**脳が「糖質依存」に陥っている**のだと思います。

血糖値が急上昇すると、元気になったように感じます。さらに、砂糖などの甘みは、快楽物質や脳内麻薬と呼ばれている物質を分泌させるといわれているのです。

つまり、甘い砂糖などを食べると、**脳が強い快感を覚え、ハイテンションになる「シュガーハイ」の状態が引き起こされている可能性**があります。

たとえば、昭和30年代の日本人の暮らしを描いた映画「ALWAYS 三丁目の夕日」の登場人物は、貧しくても皆ニコニコ笑っていて、希望にあふれた古き良き時代のしあわせな日本人を象徴しています。

しかし、見方を変えると、戦後の食糧難のときにアメリカから小麦粉や白砂糖など精製された糖質が急激にかつ大量に食生活に入り込んだ結果、日本人は皆、シュガーハイの状態になっていたとも考えられるのです。

特に、**精製された白砂糖は、脳にしあわせな気分をもたらし、しかも麻薬のような常習性がある**といわれています。

私も小学生のときに初めてコーラを飲んで、すっかり常習者になった記憶があります。

脳は一度快感を味わうと、それを忘れられなくなるという性質があります。

脳が快感を求め続けることによって「糖質依存」に陥り、砂糖などの糖類を食べてもなかなか満足せず、またすぐに食べたくなってしまうのでしょう。

栄養ドリンクやケーキ、コーラなどの**砂糖たっぷりの食品には、シュガーハイと糖質依存を引き起こす要因がある**と思います。

脳は、知らず知らずのうちに糖質依存になっていく

デスクワーク、家事労働なら角砂糖7個分以内

ＷＨＯ（世界保健機構）は、単糖類（ブドウ糖、果糖）、二糖類（砂糖、ショ糖）を１日の摂取エネルギーの５％以上とらないことを呼びかけています。

これは、デスクワークや家事など軽めの活動量の成人の場合（摂取エネルギーは約１８００キロカロリー前後）で22・５〜27・５ｇ、多くても角砂糖７個分以内に収めたほうが良いということになります。

ところが、このようになるべく控えたほうが良いとされている砂糖などの糖類は、パンや調味料など、砂糖の甘さをあまり感じないようなものにも入っていることが多いのです。

意外なところでは、トマトケチャップやカレールウ、ノンオイルドレッシ

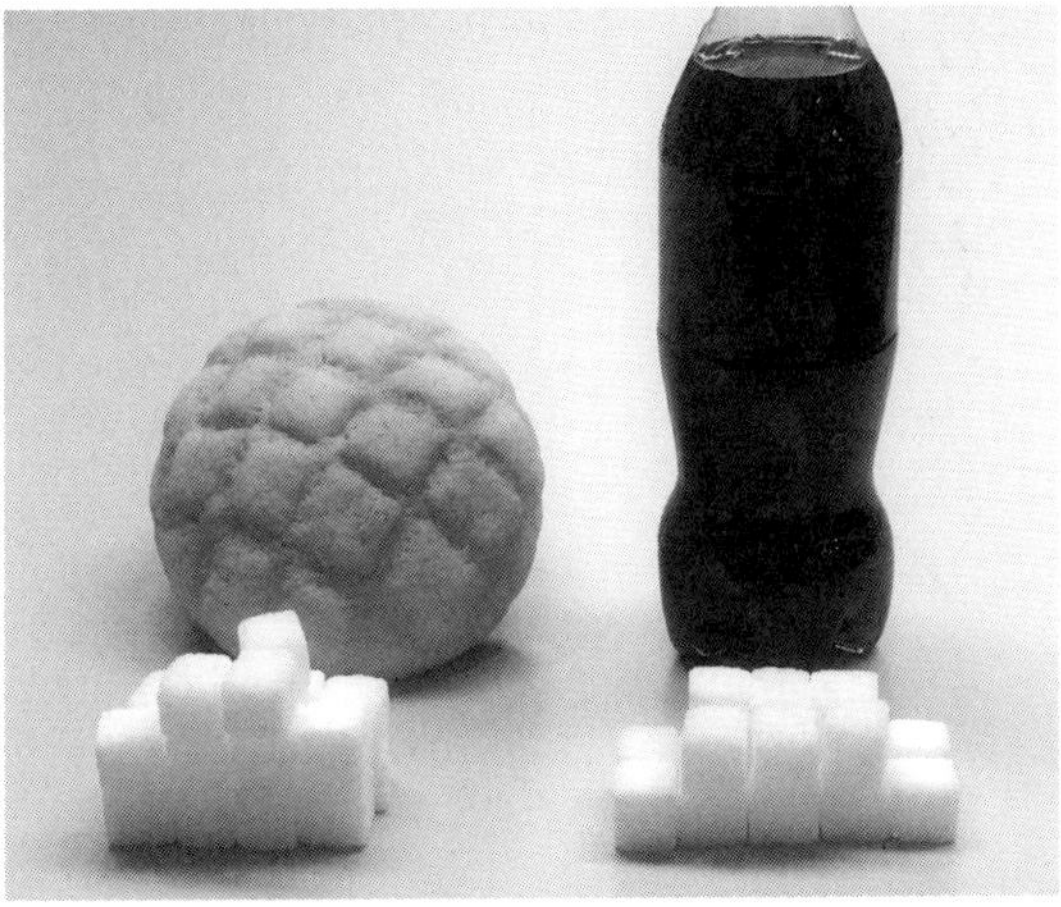

糖質量を角砂糖でイメージしてみると、とり過ぎが実感できる

ングといった調味料。さらに、無糖ではないヨーグルトや野菜ジュースにも独特の酸味や風味を抑えるために、かなりの量の砂糖などの糖類が使われているものがあります。

たとえば、「きになる野菜100　1食分の野菜　β-カロテン」（200ml・ヤクルト本社）には、糖類14・6g（ショ糖5・4g）、角砂糖3・7個分が使われています。

さらに、美容や健康にいいと人気のドライフルーツや、ハム・ソーセージなどの加工肉にも砂糖や人工甘味料がよく使われています。

このように、**炭水化物をいくら控えても、**

知らず知らずのうちに砂糖などの糖類をとり過ぎて、糖質依存になっている可能性があるのです。

砂糖などの糖類をとり過ぎないようにするためには、食品のパッケージに記載されている「栄養成分表示」をよく確認することです。そこに、「糖類」と記載されていたら、砂糖などの糖類が含まれています。

さらに、原材料名も確認すると、砂糖やショ糖、白糖、水あめ、果糖ブドウ糖液糖などと表記されています。とり過ぎが気になる場合は、「砂糖不使用」などを選ぶと良いでしょう。

毎日1本の甘味飲料で脳が壊れていく

コーラ1本に角砂糖9個分、缶コーヒーが脳を壊す

コーラや甘い缶コーヒーなど、毎日1～2本は甘い飲料を飲んでいるという人は、将来、認知症を発症してしまうかもしれません。

海外の調査で、**甘味飲料を日常的に飲んでいると、脳の老化や記憶力の低下を招くおそれがある**と報告しています。

甘い飲料には、容量の10％くらいの白砂糖が使われていることが多く、350mlのペットボトルを飲み干すと、35gもの白砂糖をとったことになります。角砂糖1個4gとして、実に約9個分にも相当する量です。

たとえば、砂糖の含有量は、エナジードリンク「Red Bull（レッドブル）（250ml）」に角砂糖約7個分（27g）、スポーツ飲料の「ポカリスエット」（500ml）に角砂糖約8個分（33g）、缶コーヒーの「ワンダ（モーニングショット）」（185g）に角砂糖3個分（12g）にも相当します。※

このような砂糖たっぷりの飲料を毎日飲み続けていると、血液中に入ってくる大量の糖を処理するために、血糖値を下げるインスリンが大量に分泌されます。すると、今度は一気に血糖値が下がります。

人工甘味料の甘さ

スクラロース	砂糖の600倍
サッカリン	砂糖の400～500倍
アセスルファム	砂糖の200倍
アスパルテーム	砂糖の100～200倍

出典：厚生労働省eヘルスネット

血糖値が急上昇するとその反動も大きいので、血糖値は下がり過ぎて「低血糖」の状態を引き起こしやすくなります。すると、脳は、低血糖状態をエネルギー不足だと勘違いし、空腹感を起こして、また糖質を食べるように司令を出します。

こうして甘い飲料を飲み続けるようになり、量も増えていってしまうのです。

砂糖が脳の老化や記憶障害に悪影響を及ぼす理由は、まだよくわかっていません。

しかし、**今認知症を患っている高齢者は、戦後、まさに砂糖漬けの食生活を送りながら頑張ってきた世代**であることを考えると、砂糖が脳に良くない可能性は高いと思います。

私は、砂糖をすべてゼロにしろといいたいわけではありません。ただし、特に**精製度の高い白砂糖は脳のため**

にやめたほうがいいと考えています。

現実は甘くない「ノンシュガー」の残念な真実

ゼロカロリーは糖質「ゼロ」じゃない

では、「ダイエットコーラ」や「糖質ゼロビール」のように、最近流行っている「ゼロカロリー」や「糖質ゼロ」なら、血糖値の急上昇や糖質依存、砂糖依存にならずに安心して飲んだり食べたりできるのでしょうか。

答えは「ノー」です。

「ゼロカロリー」や「糖質ゼロ」には、大きく2つ問題点があると思います。

ひとつは、「ゼロ」といっても、糖質がまったく入っていないというわけではないこと。国が定める商品表示のルールでは、100mlの飲料に含まれる糖質量が0・5g未満なら、「糖質ゼロ」と表現しても良いことになっています。なかには、**糖質が含まれている「糖質ゼロ」飲料もある**ということです。

習慣的に大量にとり続けるのは危険

もうひとつの問題点は、人工甘味料です。

たとえば、「コカ・コーラ」(350ml)には、角砂糖10・5個分の砂糖が入っています。これが、「コカ・コーラ　ゼロ」になると、スクラロースやアセスルファムKといった人工甘味料が使われているため、砂糖のように甘さを感じるのに、糖質量はゼロになります。

人工甘味料は、甘さを感じるのに、血糖値を上げない甘味料だといわれてきました。

ところが、近年、**人工甘味料をとっている人ほど糖尿病や肥満が多いという報告が増えています。**

はっきりとした原因はわかっていません。一説には、**人工甘味料の甘みは**

砂糖の200倍以上もあるために強い甘みを感じるのに、体内に吸収されてエネルギーにならないため、**脳がよけいに糖質を欲しがったり空腹感が増したりするのではないかと指摘**されています。

さらに、**人工甘味料には、糖を消化吸収する腸内細菌のバランスを崩し、血糖値を下げにくくしてしまうものがあるという指摘**もあります。

人工甘味料は、カロリーがないということにだけ注目すれば、便利な甘味料かもしれません。

しかし、人工甘味料についてはわかっていないことも多く、国内外でさまざまな研究が行われています。その中には、ダイエットコーラなどの**人工甘味料を添加した清涼飲料を毎日のように摂取していると、脳卒中と認知症のリスクが2〜3倍に高まる**という報告もあるのです。

人工甘味料は、うまく使えば便利なものです。だからといって、習慣的にたくさんとり続けてしまうと、脳をはじめ、全身の健康を害してしまうと思ったほうが良いようです。

※砂糖の含有量（角砂糖変換）＝炭水化物量（g）×容量（mlまたはg）÷3（角砂糖1個分の砂糖量）

おわりに

私が脳を扱う医師になることを決断したのは、脳というのは未知の世界が広がる、医学の中で最も難しい分野だと感じたからです。

昭和30年代に、脳神経外科医が活躍するアメリカのテレビドラマが大流行しました。日本で、脳神経外科が科目として認められたのは昭和48年ですから、当時は何をやっているのか、実はよくわからなかったのです。

それでも、CTのない時代に、目が見えづらいという患者さんの訴えから、脳下垂体の腫瘍をいい当て、華麗に手術する主人公のベン・ケーシーを子供心に「かっこいいなあ」と思いながらドラマを観ていました。ベン・ケーシーが脳神経外科医だと知ったのは、医学生になってからです。

昭和50年に日本に初めてCT（コンピュータによる断層撮影法）が導入され、それによって最も進歩したのは脳神経外科の分野だといわれました。

ところが、認知症は、未だ明確な原因がつかめず、根治させる治療法も確立されていません。認知症予防のワクチンも実現には、残念ながらまだ時間がかかると思います。

認知症については、発症してしまうとできることは少ないというのが現状の中で、唯一希望があるのは、「予防」には大きな可能性があることです。

若いうちから認知症予防につながる生活習慣の改善に取り組むことで、認知症予防は十分に可能だと思います。

脳は、生命を維持するだけでなく、人間らしさもその人らしさもすべて支えています。脳を良くするということは、体を良くすることにつながります。

長年続けてきた生活習慣は、変えようと思っても一朝一夕にいくものではありません。

しかし、60歳、70歳を越えて、仕事や子育てが一段落し、これから別の人生を謳歌しようという矢先に認知症になってしまうのは、やるせないものです。

多くの認知症の患者さんを目の当たりにして、私が何とか症状を改善できないものかと日々奮闘しているのは、せめてその人らしさを取り戻し、もう一度ご家族や友人に笑顔を向けてもらいたいという願いからです。
高齢で認知症になっても、脳を刺激すれば機能を取り戻す方もいるのです。若いうちからやっておけば、脳はもっと大きな可能性を発揮するかもしれません。

脳を生かすも殺すも自分次第です。
いつまでも健康なこころと体を保つためにも、今日から少しずつでも脳に良い生活習慣を実践してみてください。

最後に、この本の出版にあたりご援助いただいた一般財団法人熊谷式認知症治療研究所の南雲晃彦氏、藤田憲彦氏、古畑博正氏、井出正彦氏、久保航一氏、瀬戸正道氏、鈴木満氏、横溝宏昌氏、中澤巌氏、磯収二氏、ダイヤモンド社の鈴木豪氏、編集ライターの桝谷広美氏に深く感謝いたします。

［著者］
熊谷頼佳（くまがい・よりよし）
医療法人社団京浜会 京浜病院 院長

1977年、慶應義塾大学医学部卒業後、東京大学医学部脳神経外科学教室入局。東京警察病院、都立荏原病院、東京大学医学部附属病院、自衛隊中央病院などを経て、1992年より京浜病院院長に就任。2014年より日本慢性期医療協会常任理事、蒲田医師会会長に就任。脳神経外科専門医でありながら、慢性医療に専念し、認知症治療に特化。膨大な診療経験から、独自の認知症の３段階ケアを編み出す。著書に『認知症予防と上手な介護のポイント』（日本医療企画）、『熊谷式３段階認知症治療介護ガイドBOOK』（国際商業出版）、『認知症はなっても○、防げば◎』（マキノ出版）、『カラー図解 介護現場ですぐに役立つ! タイプ別対応でよくわかる認知症ケア』（ナツメ社）など。

脳の専門医が教える
脳が若返る40代からの食事術
――あなたも脳内糖尿病かもしれない！

2018年３月14日　第１刷発行

著　者――熊谷頼佳
発行所――ダイヤモンド社
〒150-8409　東京都渋谷区神宮前6-12-17
http://www.diamond.co.jp/
電話／03･5778･7232（編集）　03･5778･7240（販売）
装丁――――華本達哉
本文デザイン・DTP－office edit
DTP・製作進行－ダイヤモンド・グラフィック社
印刷――――信毎書籍印刷（本文）・慶昌堂印刷（カバー）
製本――――ブックアート
編集協力――桝谷広美
編集担当――鈴木 豪

ISBN 978-4-478-10122-3